생명을 지키는 응급처치 가이드

Llife-Saving **First Aid** Guide

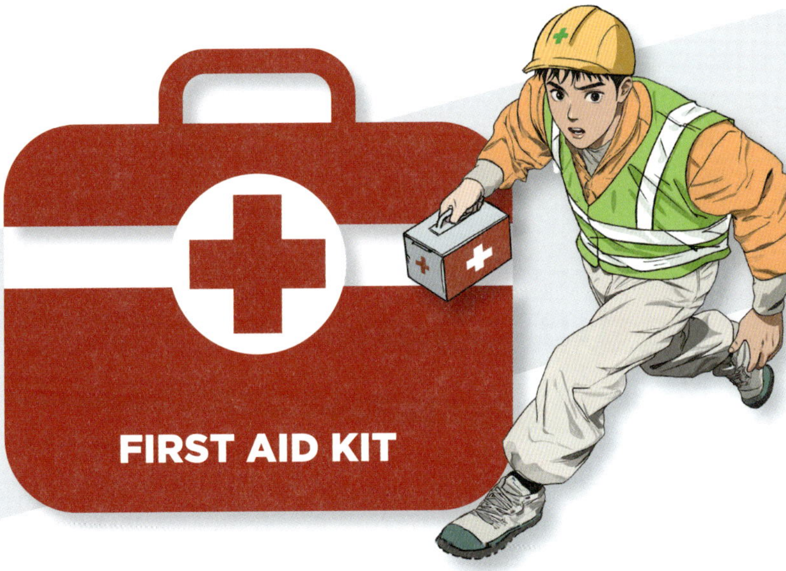


# 응급처치 구급상자

## 산업현장 편

이태양 저자

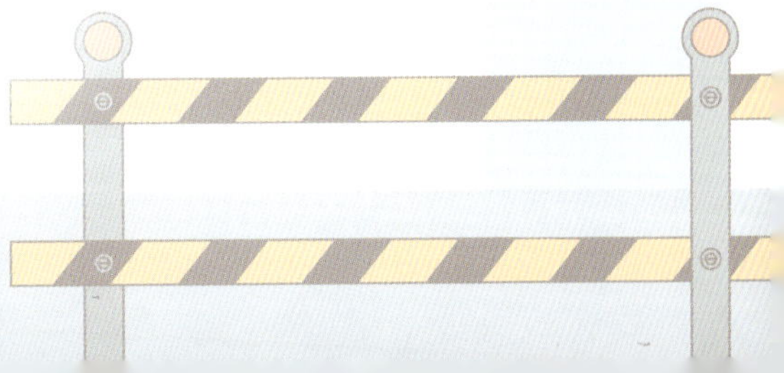

# 응급처치 구급상자 산업현장 편

1판 1쇄 인쇄 | 2025년 1월 2일
1판 1쇄 발행 | 2025년 1월 15일

지 은 이 이태양
발 행 인 장주연
출 판 기 획 최준호
책 임 편 집 성도연
편집디자인 최정미
표지디자인 김재욱
일 러 스 트 유학영
제 작 황인우
발 행 처 군자출판사(주)
등록 제 4-139호(1991. 6. 24)
본사 (10881) **파주출판단지** 경기도 파주시 회동길 338(서패동 474-1)
전화 (031) 943-1888 팩스 (031) 955-9545
홈페이지 | www.koonja.co.kr



ISBN 979-11-7068-209-7
정가 20,000원

# 응급처치 구급상자

## 산업현장 편

# 머리말

마흔 앓이를 어떻게 보기 좋게 넘길까 고민하다가 쓰게 된 책이 어느덧 4권이 되었습니다.

응급의료종사자가 공부해야 할 전문서적들이 대부분이라 두 번째 출간한 기업에서 근무하는 응급구조사의 일상을 다룬 에세이를 제외하면 일반인들이 읽기에는 거리가 있었습니다. “일반인에게 도움될 만한 내용으로 책을 만들어 봐라”라는 회사 선배의 권유로 다시 한번 원고를 써보자는 계획을 세웠습니다.

사람들에게 도움이 될 만한 소재가 없을까 고민하던 중 그래도 가장 잘 아는 분야를 쓰기로 마음먹었고, 두 가지 아이디어가 떠올랐습니다. 첫 번째는 ‘산업현장’, 두 번째는 ‘일상생활’ 속의 응급처치에 대한 내용이었습니다. 그렇게 목차를 만들고 원고를 마감한 뒤, 두 개의 기획안을 들고 출판사의 문을 두드렸습니다.

산업현장에서는 크고 작은 산업 재해로 생명과 건강을 잃는 경우가 생깁니다. 사고는 한 순간이지만 후유증은 길고, 실수는 작지만 대가는 너무 큽니다. 아무리 수십 년 경력이 있고, 전문가라고 자부해도 갑작스럽게 발생한 사고 앞에서는 당황스럽고 긴장될 수밖에 없습니다. 더군다나 함께 일하던 동료가 눈앞에서 다치는 상황을 경험하면 적절하게 대처하기가 어렵습니다.

그나마 대기업에서는 관리감독자 교육이나 안전교육에 응급처치가 포함되고, 밀폐작업 전 구조에 관한 훈련 등 사고 유형별 대처 방법을 고안하고 교육하지만, 중소기업이나 개인 사업장에서는 정기안전보건교육을 제외하면 교육의 기회가 적습니다.

수년간 안전관리자와 보건관리자 직무 교육 및 인터뷰 결과, 다친 근로자에게 어떻게 도움을 주어야 할지 막막하고 사고 장면에 대한 잔상이 남아 업무에 복귀하기 힘들어하는 경우도 있었습니다. 또한 직무를 담당할 관리자가 없는 50인 미만 사업장에서 중대재해가 80% 가까이 발생하는 점도 문제입니다.

'중대재해 처벌법'이 강화되어 5인 이상 사업장으로 확대 전개된 시점에 법의 정의와 위험성평가, 사업장별 재해의 유형과 통계, 현장 평가 방법 등 사고 예방과 대처에 대한 실용적인 가이드를 제시하고자 합니다.

국내 사업장의 사고 통계와 유형을 살펴보고, '사고 재해자'와 '질병 재해자'로 나눠서 119 구급대가 현장에 도착할 때까지 일반인 입장에서 어떻게 대처해야 하는지, 더 나아가 관리감독자와 작업을 직접 시행하는 근로자가 알아야 할 산업현장의 사고 사례와 예방, 증상별 대처법 등을 이해하기 쉽게 알려드립니다.

산업재해의 위험요소와 현장 평가에 필요한 도구, 사고초기 행동가이드를 포함하여 각종 산업현장에 비치해야 할 응급의료 장비를 제안하였습니다. '안전교육', '정기안전보건 교육', '관리감독자 교육' 등에 포함되어야 할 응급처치 가이드는 물론 관리자가 알아 두면 좋은 실전 팁들도 정리하였습니다.

이 책을 통해 재해자의 생명을 살리는 데 도움이 되고, 기업의 안전 문화를 개선하고 변화를 주는 계기가 되었으면 합니다.

**이태양** 드림

# 목 차

## 01 산업재해, 중대재해처벌법



## 02 사고 유형별 응급처치

## 03 증상별 응급처치

목 차

## 04 사고 예방과 대처



## 05 산업현장에 갖춰야 할 응급의료장비

## 06 관리자가 알아 두면 좋은 팁

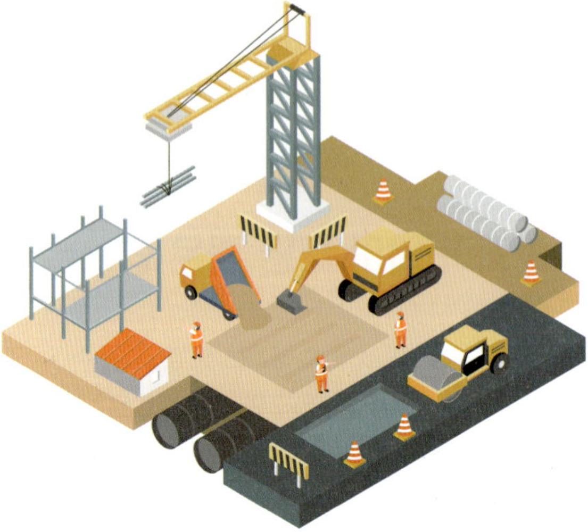

CHAPTER 01

# 산업재해, 중대재해처벌법

1 중대재해처벌법이란?

2 위험성평가

3 사업장에서 가장 많이 발생하는 사고

4 기본 용어, 정리하고 넘어가요!

5 국내 사업장 재해 유형

6 나와 동료, 사고자의 안전을 챙기다

7 '현장 평가'는 이렇게 하세요!

8 중대재해 사고 사례

9 현장의 잘못된 응급처치, 이렇게 바꾸세요!

1

# 중대재해처벌법이란?

## 중대재해처벌법의 정의와 탄생 배경

세계적으로 선진국에 반열에 오르고 산업이 발전한 우리나라에도 크고 작은 문제들이 지속되어 왔습니다. 태안화력발전소 컨베이어에 근로자가 끼여 사망, 물류센터 신축공사 현장의 화재사고로 38명의 근로자 사망, 아르곤가스 질식사고 등 산업재해가 매년 발생해 왔습니다. 그 외에 가습기 살균제 사건과 세월호 침몰사고, 이태원 참사 등 다수의 사회적 이슈도 있었습니다. 안전보건에 관한 법령과 제도가 있어도 사고를 예방하기 위해서는 제대로 된 시스템이 필요합니다.

많은 근로자들이 일하는 사업장과 공중이용시설, 교통수단 등 사고를 예방하고 인명피해를 줄이기 위해 사업주 또는 경영책임자에 대한 처벌 규정이 강화되었습니다. 중대재해처벌법은 중대 재해를 방지하고 근로자의 생명과 건강을 보호하기 위해 제정된 법입니다. 이 법은 기업과 기관의 안전관리 책임을 강화하고, 재해 발생 시 책임자를 처벌함으로써 안전한 작업 환경을 조성하는 것을 목표로 합니다.

근로자의 산업재해를 예방하기 위해 개인사업주와 경영책임자 등에게 안전과 보건에 대한 확보의무를 부과하여 이행하지 않거나 방치했을 때 형사처벌 될 수 있기에 기존의 산재보험법(산업 재해보상보험법)과는 큰 차이가 있습니다.

### 1 중대산업재해 정의(법 제2조)

"중대산업재해"란? 산업안전보건법 제2조 제1호에 따른 산업재해 중 다음 각 목의 어느 하나에 해당하는 결과를 야기한 재해를 말합니다.

가. 사망자가 1명 이상 발생

나. 동일한 사고로 6개월 이상 치료가 필요한 부상자가 2명 이상 발생

다. 동일한 유해요인으로 급성중독 등 대통령령으로 정하는 직업성 질병자가 1년 이내 3명 이상 발생

### 2 중대재해처벌법 적용범위(제3조)

상시근로자가 5명 이상인 사업 또는 사업장(법인, 기관, 기업 등)

### 3 책임의 주체(경영책임자, 개인사업주)

사업을 대표하고 사업을 총괄하는 권한과 책임이 있는 사람 또는 이에 준하여 안전보건에 관한 업무를 담당하는 사람으로 대외적으로 사업을 대표하고 대내적으로 사업의 사무를 총괄 집행하는 사람

## 중대재해처벌법 처벌

### 1 사업주와 경영 책임자 처벌 수위

(1) 사망: 1년 이상 징역, 10억 원 이하 벌금

(2) 사망 외: 7년 이하 징역, 1억 원 이하 벌금
형 확정 후 5년 내에 동일 죄를 저지를 경우 1/2까지 가중 징역과 벌금 임의적 병과 가능

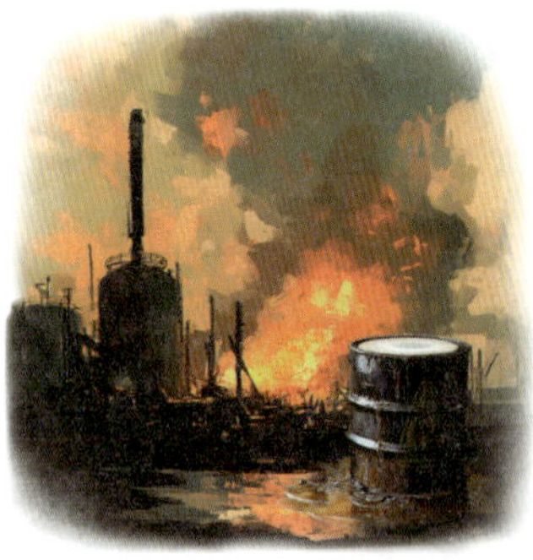

## 2 법인/기관 처벌 수위

(1) 사망: 50억 원 이하 벌금

(2) 사망 외: 10억 원 이하 벌금

## 3 손해배상

경영책임자나 개인사업주 등 중대 과실로 안전보건 확보의무를 위반하여 중대재해 발생 시 손해를 입힌 사람에게 손해액의 5배 내에서 배상책임을 집니다.

## 4 경영책임자 의무

(1) 재해예방에 필요한 유해, 위험요인 파악과 대책방안을 이행할 수 있는 안전보건관리체계 구축

(2) 재해 발생 시 재발방지대책 수립과 이행

(3) 행정기관과 지자체 관련 법령에 따른 개선사항 이행

(4) 안전보건관계 법령상 의무 이행

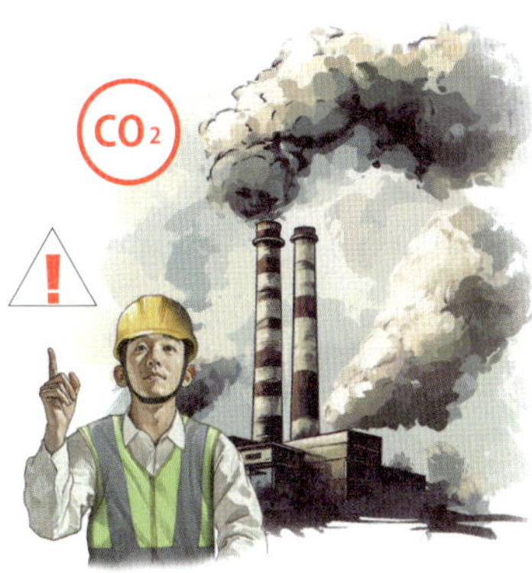


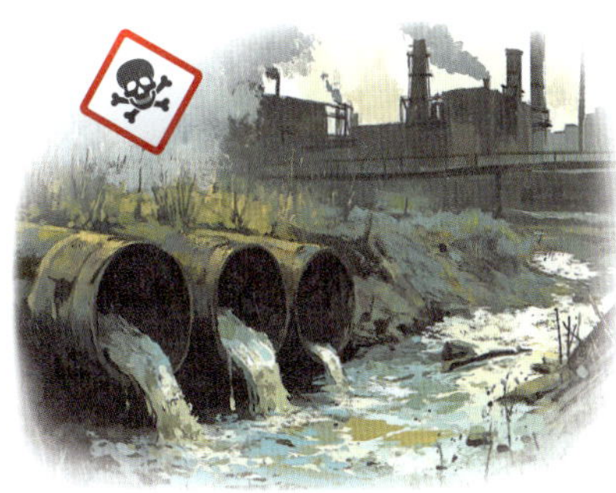

▶ QR 코드

2

# 위험성평가

## 위험성평가 A to Z

중대재해를 감축하기 위한 로드맵으로 '자기 규율 예방체계'를 구축하기 위해 중대재해 발생 작업에 대해 '위험성평가'가 강조되었습니다.

### 1 위험성평가의 핵심 사항

(1) 현장 근로자들이 위험성평가의 취지, 방법, 절차 등을 이해하고 사업주와 근로자가 함께 현장의 핵심위험 요인을 찾아 개선합니다.

(2) 기업의 규모와 특성을 반영하면서 효율적이고 간편한 방식으로 위험성 평가를 실시합니다.

(3) 위험성평가 결과는 작업 전 안전점검회의(TBM)를 통해 현장의 모든 근로자에게 공유해야 합니다.

### 2 위험성평가의 정의

위험성평가는 작업 환경에서 발생할 수 있는 위험 요소를 체계적으로 식별하고 분석하여, 그 위험을 줄이기 위한 적절한 조치를 마련하고 실행하는 과정을 말합니다. 이를 통해 근로자의 안전과 건강을 보호하고, 사고를 예방하는 데 중요한 역할을 합니다.

## 3 위험성평가 법적 근거

사업주는 건설물, 기계, 기구, 설비, 원재료, 가스, 증기, 분진, 근로자의 작업행동 또는 그 밖의 업무로 인한 유해위험요인을 찾아내어 부상 및 질병으로 이어질 수 있는 위험성의 크기가 허용 가능한 범위인지를 평가하고, 그 결과에 따라 근로자에 대한 위험 또는 건강 장해를 방지하기 위해 필요한 조치를 하여야 합니다. (내용 변경)

(1) 산업안전보건법 제36조(위험성평가의 실시)

(2) 산업안전보건법 시행규칙 제37조(위험성평가 실시내용 및 결과의 기록과 보존)

(3) 고용노동부고시 '사업장 위험성평가에 관한 지침'

## 4 위험성평가의 실시 주체

(1) 안전보건관리책임자

(2) 관리감독자

(3) 안전관리자, 보건관리자 또는 안전보건관리 담당자

→ 대상 작업 근로자가 위험성평가의 전 과정에 참여하고, 각자 역할에 따라 평가를 실시해야 합니다.

## 5 위험성평가 절차

사전준비 ➡ 유해위험요인 파악 ➡ 위험성 결정 ➡ 허용가능한 위험성 수준 ➡ 위험성평가 공유 ➡ 기록 / 보존

→ 허용 불가능한 경우 위험성 감소대책 수립 및 실행

## 6 위험성평가 방법

(1) 유해위험요인 파악: 누가 어떻게 피해를 입을 수 있는지 파악합니다.
위험에 노출된 근로자가 어떤 작업을 하고, 몇 명인지 등을 파악합니다.

(2) 위험성 결정: '상, 중, 하' 중 얼마나 위험한 작업인지 판단하고 허용 여부를 결정합니다.

(3) 위험성 감소대책 수립 및 실행: *"무엇을 어떻게 조치할 것인가?"*
안전조치를 시행합니다.

## 7 체크리스트 작성

(1) 유해위험요인 파악: *"무엇을 평가해야 하는가?"*
모든 유해위험 사항에 대해 체크리스트 항목을 작성합니다.

(2) 위험성 결정: *"어떻게 허용 가능 여부를 결정할 것인가?"*
각 항목별 허용 가능한 수준 여부를 판단합니다. 무시할 수 있는 위험인지, 안전조치가 되어있는 항목인지, 개선이 필요한지 등을 검토합니다.

(3) 위험성 감소대책 수립, 시행: *"무엇을 어떻게 조치하여야 하는가?"*
안전조치를 실시합니다. 사고 예방을 위해 인터락, 안전장치, 방호장치, 국소배기장치 등위험성 감소를 위한 대책을 수립하고 시행합니다.

(4) 기타 주요 사항은 쉽고 간편한 위험성평가 방법안내서를 다운로드하여 활용하세요!

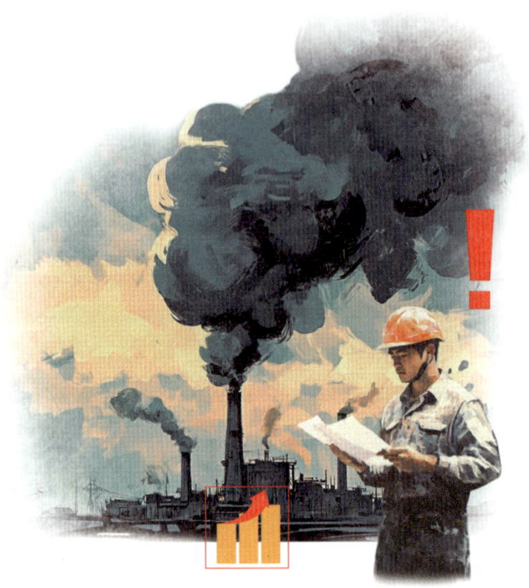

▶ QR 코드

3

# 사업장에서 가장 많이 발생하는 사고

## 어떤 사고가 가장 많이 발생할까요?

### 1 산업재해통계

(1) 사고재해자는 기타 사업(40.4%), 건설업(23.6%), 제조업(21.5%) 순입니다.

(2) 기타 사업은 도소매, 음식, 숙박업(19,254명), 전문, 보건, 교육, 여가관련 서비스업(10,357명) 시설관리 및 사업지원 서비스업(9,296명) 순으로 높습니다.

(3) 제조업은 기계기구, 금속, 비금속 광물 제품제조업 (11,465명), 식료품제조업(3,101명) 회학 및 고무제품 제조업(2,707명) 등에서 사고율이 높은 편입니다.

(4) 사고사망자는 건설업(43.8%), 제조업(20.3%), 기타 사업(17.2%)에서 순으로 높습니다.

(5) 규모별에서는 50인 미만 사업장이 전체 44.2%로 가장 많았습니다.

(6) 재해유형은 '떨어짐'에 의한 사망자가 전체 35.2%로 가장 많았습니다.

(7) 제조업에서 질병 재해자는 36.7%(8,564명), 질병 사망자는 35%(421명)였습니다.

→ 재해자 수에는 사망자 수가 포함

→ 사망자 수 및 업무상 사고 사망자 수에는 사업장외 교통사고, 체육행사, 폭력행위

→ 사고발생일로부터 1년 경과 사고사망자, 통상 출퇴근 사망자 제외(운수업, 음식숙박업은 해당)

## 2 산업재해통계 그래프(Graph)

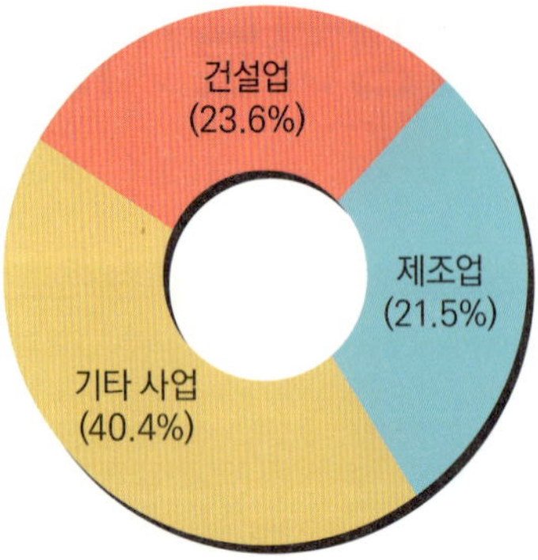


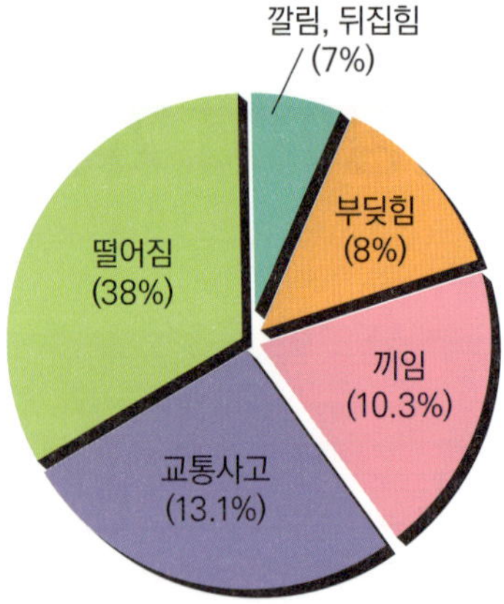


## 3 업종별 사고 유형

(1) 제조업: 베임 〉 끼임 〉 부딪힘 〉 넘어짐 〉 떨어짐 〉 화상 〉 감전 〉 기타

(2) 건설업: 떨어짐 〉 부딪힘 〉 무너짐 〉 맞음 〉 깔림/뒤집힘

(3) 기타: 운수업과 서비스업 포함, 교통사고 1위

4

# 기본 용어, 정리하고 넘어가요!

## 어려운 말들은 어떤 뜻인지 살펴보아요!

### 1 용어 정리

(1) 근로자수(명): 산업재해보상보험 적용 근로자수

(2) 재해자수: 업무상 사고 또는 질병으로 인한 사망자와 부상자

(3) 사고재해자: 업무상 사고로 인해 발생한 사망자와 부상자

(4) 질병재해자: 업무상 질병으로 인해 발생한 사망자와 질병이환자

(5) 재해율(%): 근로자 100명당 발생하는 재해자수의 비율

### 2 사고 유형

(1) 떨어짐: 높이가 있는 곳에서 사람이 떨어짐

(2) 넘어짐: 사람이 미끄러지거나 넘어짐

(3) 깔림, 뒤집힘: 물체의 쓰러짐이나 뒤집힘

(4) 물체에 맞음: 날아오는 물체에 부딪힘

(5) 무너짐: 건축물이나 쌓인 물체가 무너짐

(6) 끼임: 기계설비에 신체부위가 끼이거나 감김

### 3 상해 유형

(1) 상해: 타인 또는 물건 등에 의해 몸에 상처를 내어 해를 입은 경우

(2) 열상: 날카로운 물질에 의해 발생한 베임이나 절단

(3) 자상: 칼이나 송곳 등 날카로운 것에 찔린 경우 발생하는 상처

(4) 관통상: 칼이나 뾰족한 물체 등에 찔려 신체가 뚫린 손상

(5) 연기흡입: 연기를 들이마셔서 발생하는 기도 손상으로 질식이 생긴 경우

(6) 화상: 뜨거운 열이나 불꽃, 고온의 액체나 고체, 전기 등에 의한 손상

(7) 화학손상: 화학물질에 신체부위가 노출되어 나타나는 손상

5

# 국내 사업장 재해 유형

## 국내 사업장 종류별 재해 유형

### 1 제조업

(1) 장비나 기계에 신체부위가 끼임

(2) 작업장 내 지게차와 부딪힘

(3) 고소작업 중 사다리나 비계 등에서 떨어짐

(4) 화재 및 훈소, 폭발

(5) 화학물질 노출에 의한 접촉

(6) 날카로운 물체에 베임

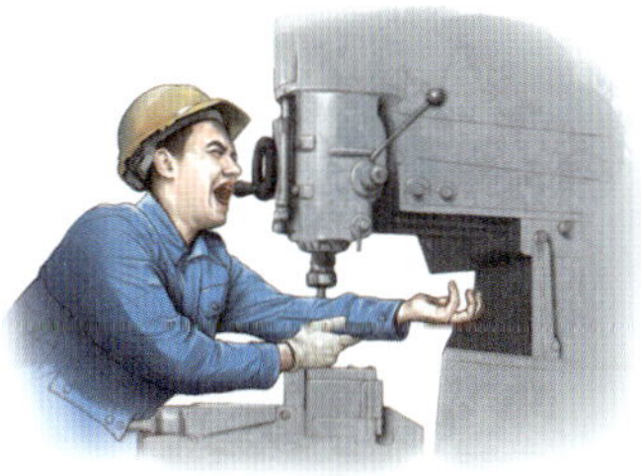

### 2 건설업

(1) 지붕, 개구부, 동바리 등에서 떨어짐

(2) 지게차 등 중장비에 부딪힘

(3) 고소작업 중 사다리나 비계 등에서 떨어짐

(4) 화재 및 훈소, 폭발

(5) 토사에 매몰

(6) 건물 해체 중 깔림

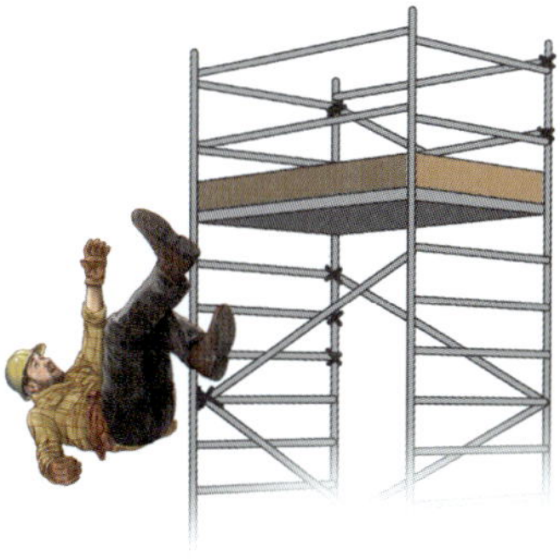

## 3 조선업

(1) 선박 블록 용접 중 떨어짐
(2) 사다리, 고소작업대에서 떨어짐
(3) 지게차 바퀴에 끼임
(4) 화재 및 훈소, 폭발
(5) 굴착기에 부딪힘

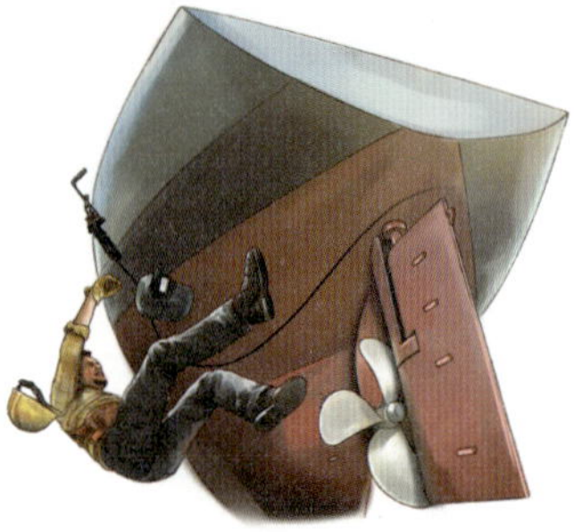

## 4 기타 / 서비스업

(1) 지게차 부딪힘
(2) 덤프트럭에 깔림
(3) 사다리에서 떨어짐
(4) 온열질환 사망
(5) 바닥에서 미끄러짐

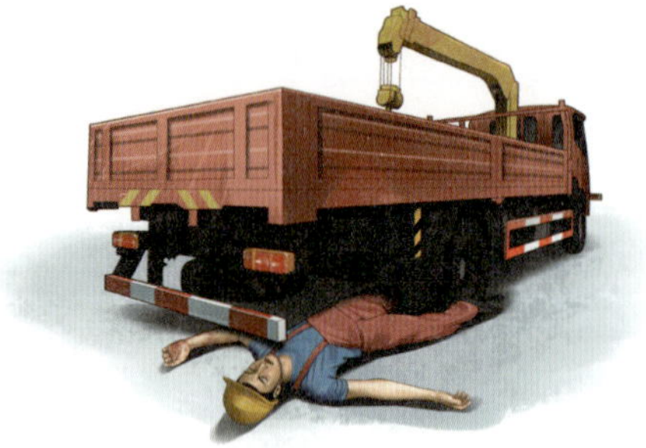

## 국내 사업장 사망사고 원인

### 1 제조업 사망사고 원인

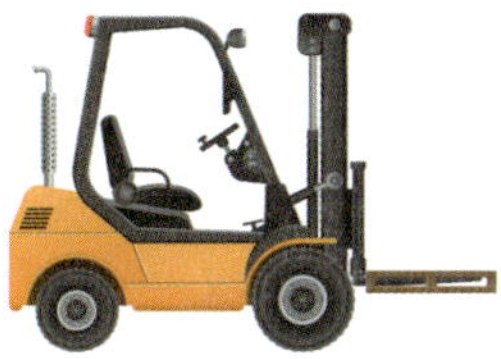

(1) 지게차

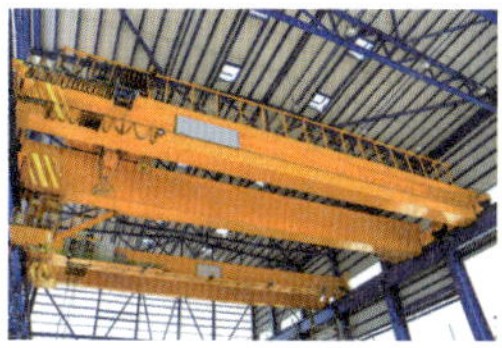

(2) 크레인

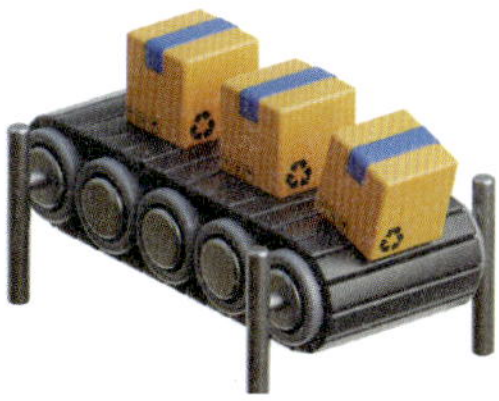

(3) 컨베이어

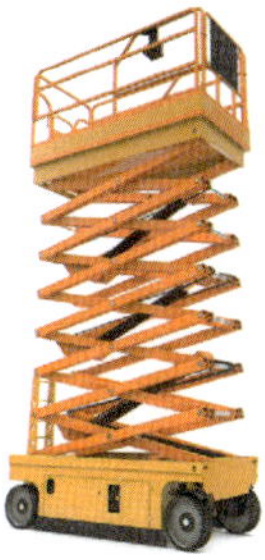

(4) 고소작업대

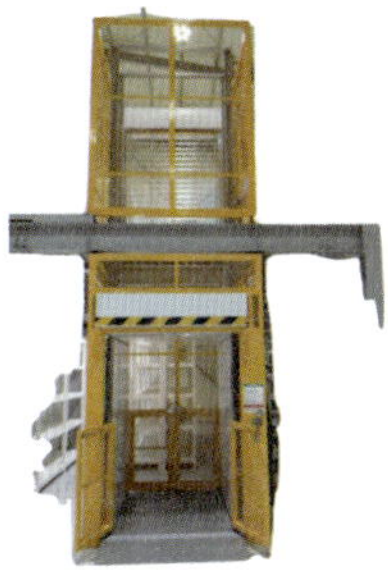

(5) 산업용 리프트

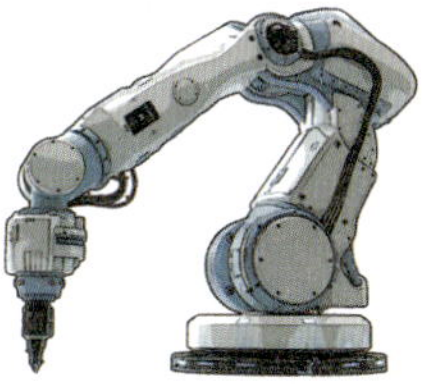

(6) 산입용 로봇

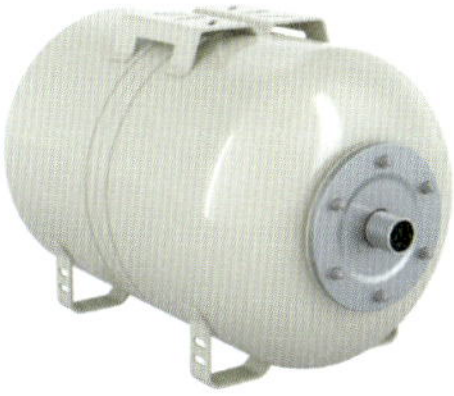

(7) 압력용기

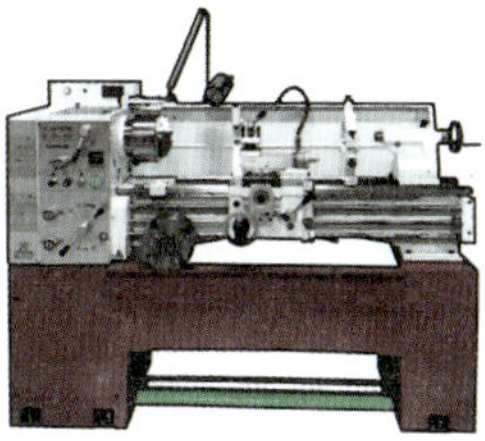

(8) 공작기계

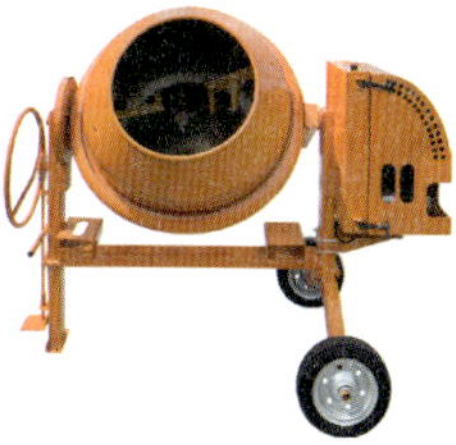

(9) 혼합기

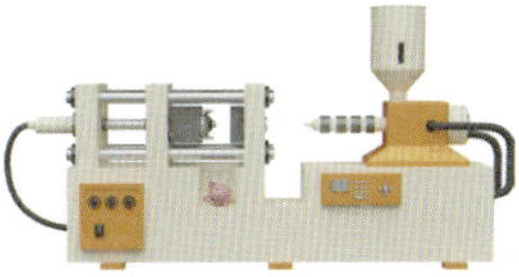

(10) 사출성형기

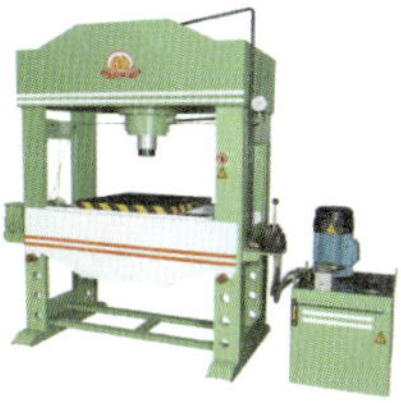

(11) 프레스

## 2 건설업 사망사고 원인

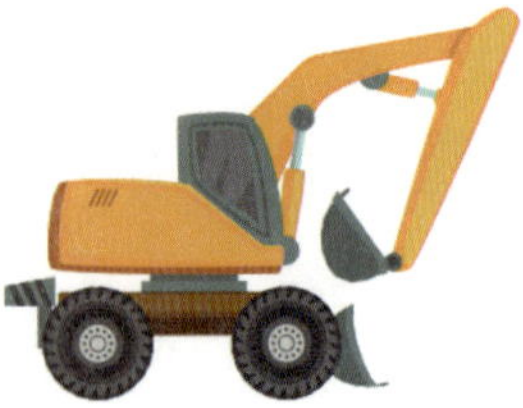

(1) 굴착기

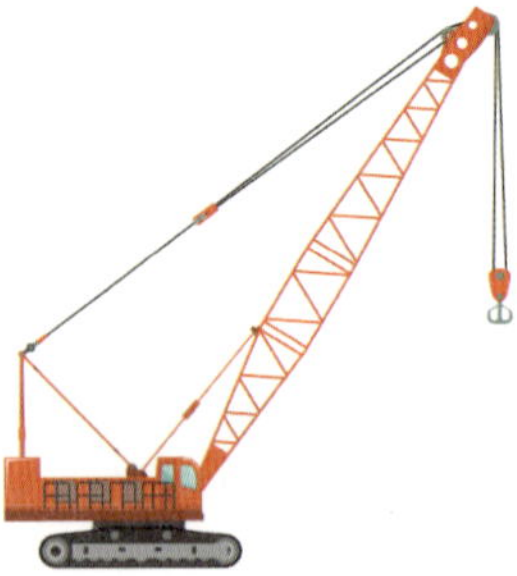

(2) 이동식 크레인

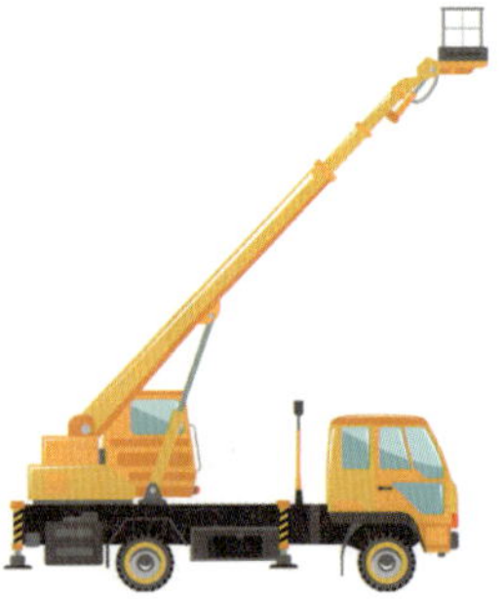

(3) 차량형 고소작업대

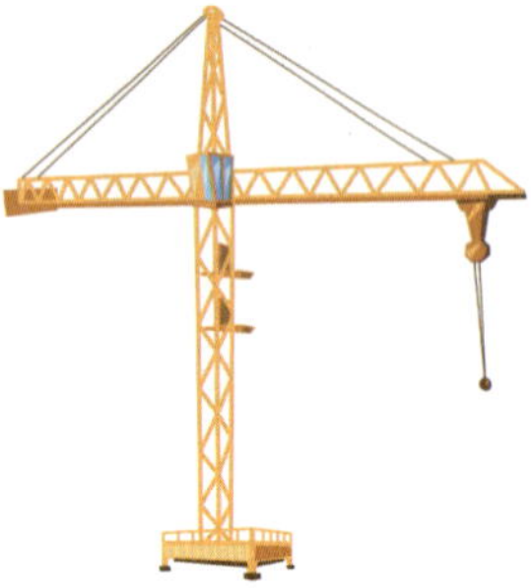

(4) 타워크레인

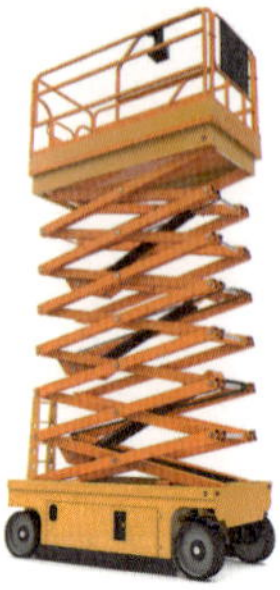

(5) 고소작업대

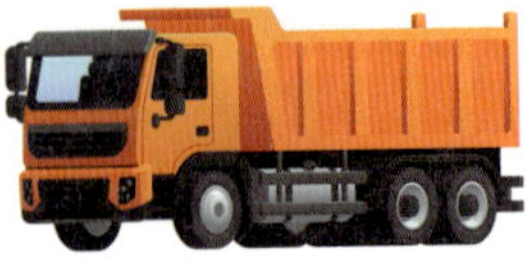

(6) 덤프트럭

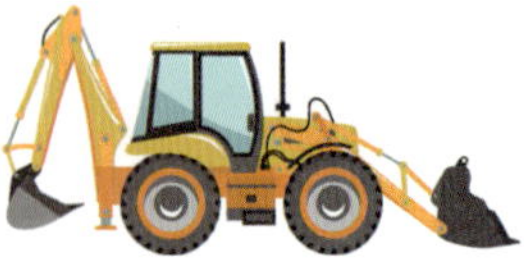

(7) 로우더

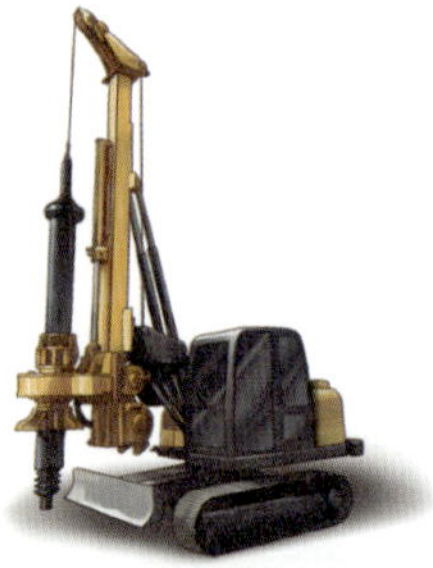

(8) 항타기, 항발기

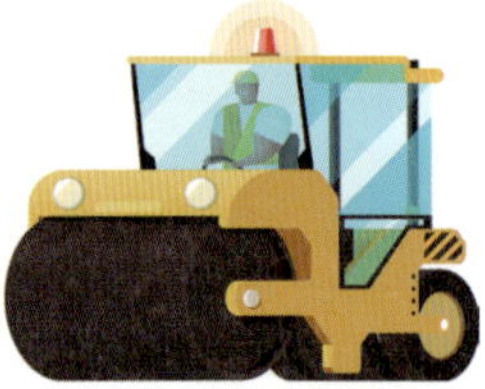

(9) 로울러

6

# 나와 동료, 사고자의 안전을 챙기다

## 현장 안전! 나와 재해자를 위협하는 위험요인은?

응급처치에서 가장 중요한 것은 '나의 안전'입니다. 현장에서 예상치 못한 변수가 급박하게 발생할 수 있기에 긴장을 놓칠 수 없습니다. 나와 환자의 생명을 위협하는 위험요인에는 어떤 것들이 있는지 살펴봅시다.

### 1 위험요인

(1) 화재: 화재에 의한 화상의 위험이 존재하는 경우

(2) 화재로 인한 연기: 연기에 의해 질식 우려가 있는 경우

(3) 폭발: 불활성 가스나 가연성가스 등 폭발에 의한 위험이 잠재된 현장

(4) 전기: 활선상태로 감전의 위험성이 존재하는 현장

(5) 붕괴: 붕괴에 대한 징후와 이차적인 추가 붕괴의 우려가 있는 곳

(6) 떨어짐: 개구부가 존재하거나 무게를 견디지 못하는 발판 사용, 사다리 등의 고장 등 위험성 존재

### 2 사고 발생 후 구조가 필요한 현장

(1) 안전대를 착용한 채 고소작업대나 크레인에 근로자가 매달려 있는 경우

(2) 리프트나 거푸집 또는 작업발판이나 시설물 상단 협소한 구간에서 움직이지 못하는 경우

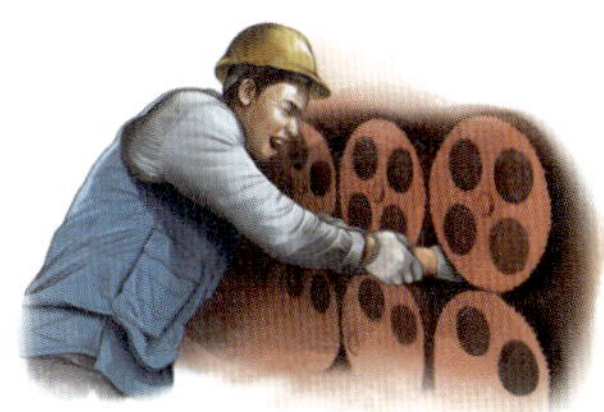

(3) 어둡고 협소한 공간이나 이차적 피해가 예상되는 공간에서 쓰러져 있는 경우
(4) 지게차 등 중장비에 치여 깔려 있는 상태로 발견된 경우
(5) 무거운 중량물이 넘어지거나 떨어지면서 신체부위가 밑에 깔려 있는 경우

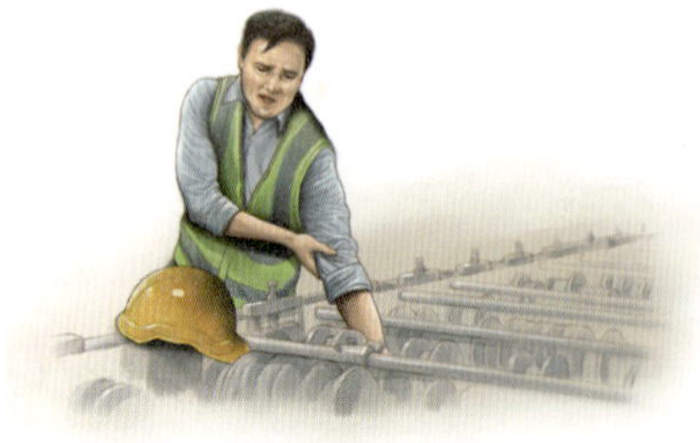

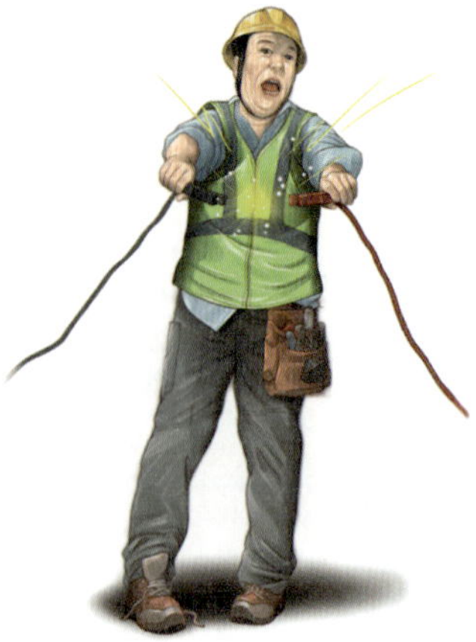

위의 사례들은 중상 또는 사망으로 이어질 수 있는 중증 외상을 동반한 심각한 손상이 예상되는 경우입니다. 의협심이나 영웅심리 또는 동료의 생명을 구하기 위한 책임감 때문에 나를 위험에 빠뜨리면 안 됩니다. 냉정하게 판단하고 119에 신고접수를 한 후 안전을 확보하기 위한 노력을 기울여야 합니다.

Chapter 2에서 사고 유형별로 대처할 수 있는 응급조치와 처치 방법을 배워보도록 합시다.

7

# '현장 평가'는 이렇게 하세요!

## 원인은 달라도 사고는 한순간에 일어난다!

### 1 현장 평가에 필요한 질문들

현장 평가를 할 때 위험요소를 빠르게 스캔하면서 다음의 사항들을 체크해야 합니다.

(1) 추가적인 위험요인이 존재하는가? → 화재나 폭발, 건물붕괴 등
(2) 재해자의 구조가 필요한 상황인가? → 구조를 도와줄 인력과 장비 필요
(3) 재해자의 수가 한 명인가, 여러 명인가? → 여러 명이면, 추가 지원 요청 필요
(4) 재해자가 의식이 있는가? → 의식이 없다면 응급상황
(5) 재해자가 움직이고 걸을 수 있는가? → 걸을 수 없다면 들것 필요

### 2 관리자 또는 최초발견자가 해야 할 일

(1) 사고가 발생하면 당황할 수밖에 없습니다.
이성적인 판단을 내리기 위해서 최대한 침착하려 노력해야 합니다.

(2) 관리자에게 보고하느라 119 신고가 늦어지지 않도록 교육합니다. 윗선에 보고하느라 환자의 생명을 구할 수 있는 골든타임을 놓치는 경우가 많습니다.
→ 신고 후 반응과 호흡이 없으면 '심폐소생술'을 시행하고, 그 외 상황이면 책에서 알려주는 '응급처치'를 시행합니다.

(3) 기업의 상황실이나 119 신고 시 '사고발생 장소, 환자에 대한 정보와 상태'를 상세히 알립니다. 누구나 알 수 있는 지명이나 건물명, 정확한 층수를 아는 게 중요합니다. 환자가 의식이 있는지, 걸을 수 있는지, 어떤 사고였는지 등을 신고할 때 알려 줍니다.

→ 사소한 정보 하나가 재해자를 살리는 데 중요한 구급장비를 한 번에 가져올 수 있게 만듭니다.

(4) 구급대원이 재해자가 발생한 장소를 빠르고 정확하게 찾을 수 있도록 안내합니다. 안내자 역할을 할 수 있는 인원을 배치하면 도움이 됩니다.

(5) 구급대와 함께 병원에 갈 수 있는 인원은 관리자 본인 또는 선임 근로자로 결정합니다. 사고에 대한 뒤처리는 다음 문제! 환자의 생명을 살리는 게 언제나 우선되어야 합니다. 그래야 뒤따르는 책임도 줄어듭니다.

(6) 작업에 대한 이해도가 높은 인원을 현장에 배치하여 '사고조사'에 대응해야 합니다. '예방대책'을 잘 세워서 동일한 사고가 재발하지 않도록 합니다.

8

# 중대재해 사고 사례

## 중대재해 사고 사례를 살펴봅시다

### 1 화재 / 폭발 사고 사례

(1) 대연각호텔 화재사고(1974)

→ 사망자 163명, 부상자 63명 / 총 226명 사상자 발생

(2) 대구 지하철 공사장 가스 폭발사고(2003)

→ 사망자 192명, 부상자 151명 / 총 343명의 사상자 발생

(3) 제천 스포츠센터 화재(2017)

→ 사망자 29명, 부상자 36명 / 총 65명 사상자 발생

(4) 밀양 세종병원 화재(2018)

→ 사망자 45명, 부상자 147명 / 총 192명 사상자 발생

(5) 이천 물류센터 공사장 화재사고(2020)

→ 사망자 38명, 부상자 10명 / 총 48명 사상자 발생

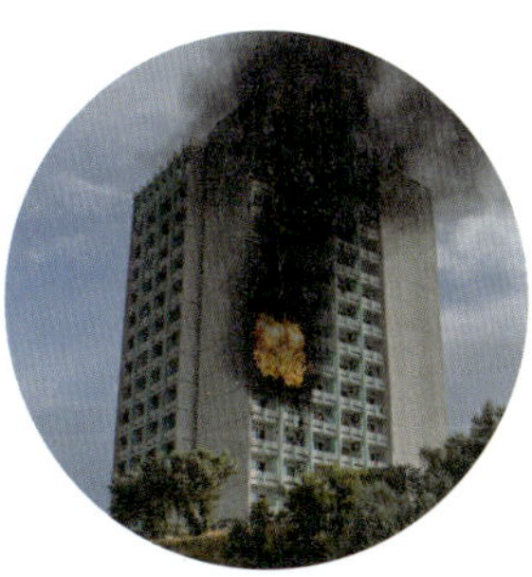

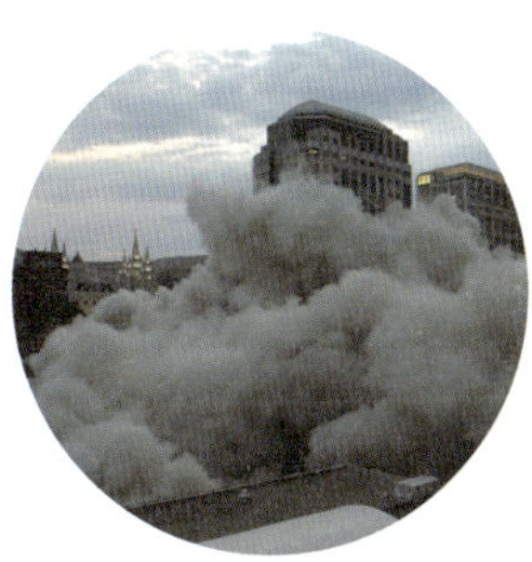

## 2 붕괴사고

(1) 성수대교 붕괴 사고(1994)

→ 사망자 32명, 부상자 17명 / 총 49명 사상자 발생

(2) 삼풍 백화점 붕괴 사고(1995)

→ 사망자 502명, 부상자 937명, 실종자 6명 / 총 1,445명 사상자 발생

(3) 마우나오션 리조트 붕괴 사고(2014)

→ 사망자 10명 / 총 100여 명 사상자 발생

(4) 광주 화정아이파크 외벽 붕괴사고(2022)

→ 사망자 6명, 부상자 1명 / 총 7명 사상자 발생

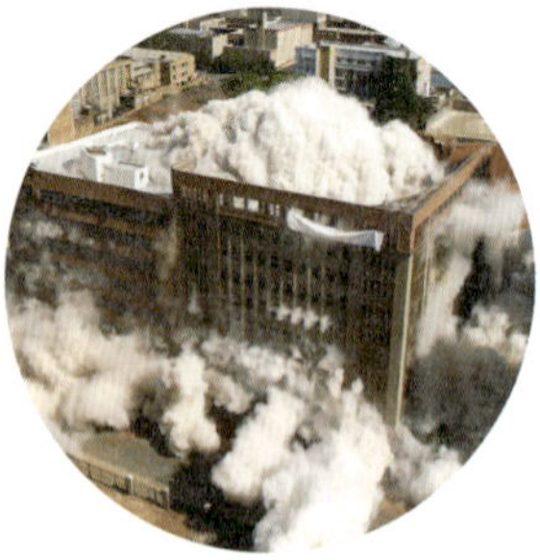

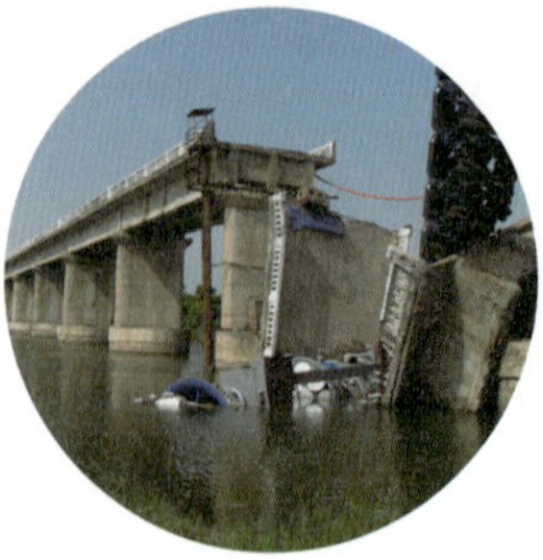

## 3 기타 사고 사례

(1) 구포 열차 탈선 사고(1993)

→ 사망자 78명, 부상자 198명 / 총 276명 사상자 발생

(2) 판교 테크노벨리 환풍구 추락사고(2014)

→ 사망자 16명, 부상자 11명 / 총 27명 사상자 발생

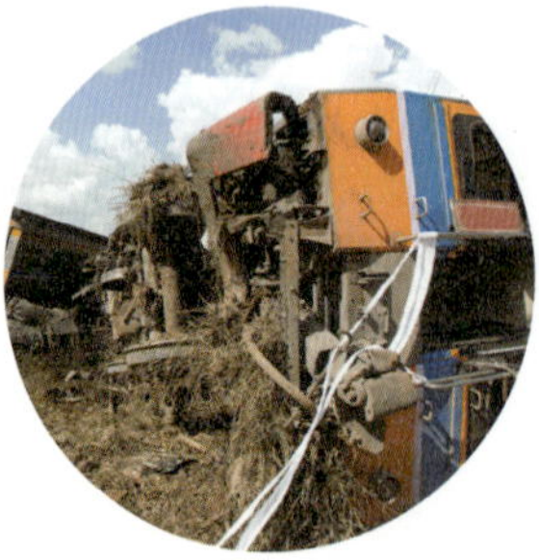

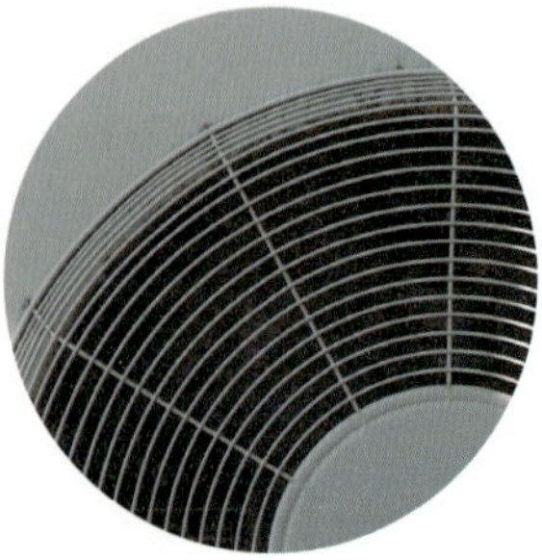

(3) 세월호 참사(2014)

→ 사망자 299명, 실종자 5명 / 총 304명 사상자 발생

(4) 이태원 참사(2022)

→ 사망자 159명, 부상자 197명 / 총 356명 사상자 발생

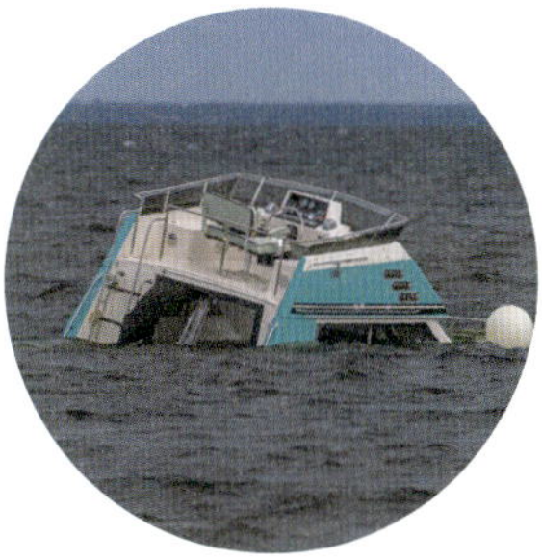

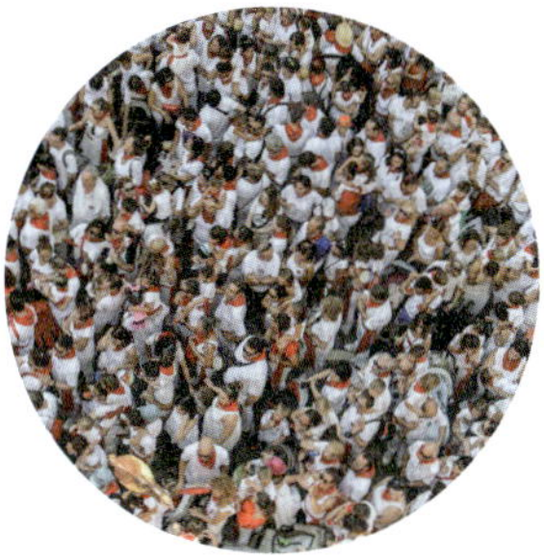

▶ QR 코드

9

# 현장의 잘못된 응급처치, 이렇게 바꾸세요!

## 1 높은 곳에서 떨어진 경우

산업현장에서 가장 많이 발생하는 사망사고로 주로 높은 곳에서 일할 때 '안전대' 등의 보호구를 착용하지 않은 경우, 착용했더라도 안전고리를 걸지 않은 경우에 가장 많이 발생합니다. 그런데, 떨어진 환자를 놀라서 등에 업고 나오는 행위는 절대 하면 안 됩니다. 주변이 안전하다면 머리와 목을 고정하도록 붙잡고 최대한 움직임을 적게 하는 것이 중요합니다.

## 2 피가 멈추지 않는 경우

대부분 상처가 나면 정맥출혈로 피가 흘러내립니다. 이럴 때, 고무줄이나 벨트로 묶지 마세요! 만약, 깊숙이 있는 동맥이 손상되면 압력으로 피가 뿜어져 나오면 거즈나 깨끗한 수건 등으로 직접 막고, 멈추지 않으면 '지혈대'를 사용해야 합니다. 지혈대는 인증을 받은 제품을 사용해야 합니다.

## 3 찢어진 상처 드레싱

찢어진 상처에 구급상자에 들어있는 소독 솜을 사용하지 마세요! 상처에 달라붙어서 세척을 방해합니다. 상처가 깊다면, 가루 형태의 지혈제나 과산화수소, 상처 연고 등은 사용하지 않는 게 낫습니다. 상처를 오염시키고 손상 받을 수 있다. 피가 많이 안 나면 생리식염수나 수돗물로 상처 세척해 주고 멸균된 거즈로 상처를 덮고 병원에 가는 것이 좋습니다.

### 4 의식은 없는데 호흡이 있는 경우

일반인 입장에서 매우 애매하고 어려운 상황으로 의식을 잃고 쓰러져 있는 사람 같아서 도움을 주려고, 바로 가슴압박을 하는 사례들이 있습니다. '의식확인과 호흡 확인'의 과정이 빠졌거나 부족한 경우입니다. 아파서, 어느 정도 정신이 돌아왔는데도 계속 누르려는 웃지 못할 경우도 있습니다. 의식을 확인할 때, 어깨 두드리는 것이 약하다 생각되면 어깨근육(승모근)을 세게 잡아보세요. 가슴이 올라오는지 숨결이 느껴지는지 확인하세요. 그리고 세게 가슴압박을 해서 얼굴표정도 한번 보세요.

### 5 위험한 현장 진입금지!

산업현장에는 눈에 보이지 않는 위험이 존재합니다. 작업장소에 의식 없이 쓰러져 있다고 함부로 들어가면 안 됩니다. 특히, 질식의 위험성이 있는지 작업 전 안전교육을 통해 꼭 인지해야 하고, 산소농도를 체크해야 합니다. 동료가 쓰러졌더라도 나의 보호구를 먼저 챙기지 않으면 나도 쓰러질 수 있으니 주의해야 합니다.

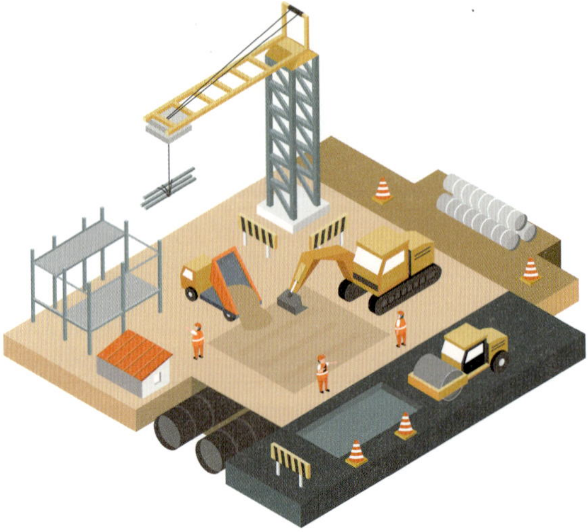

CHAPTER 02

# 사고 유형별 응급처치

1 높은 곳에서 떨어졌을 때
2 신체부위가 장비나 구동부에 끼였을 때
3 날카로운 물체에 베였을 때
4 신체부위가 절단되었을 때
5 중장비나 이동 또는 운반도구에 부딪혔을 때
6 날아오거나 떨어지는 물체에 맞았을 때
7 무거운 물체에 깔렸을 때
8 중심을 잃고 넘어졌을 때
9 독성가스를 흡입했을 때
10 화학물질에 노출되었을 때
11 전기에 감전되었을 때
12 뜨거운 것에 화상을 입었을 때
13 산소가 부족해서 질식되었을 때

1

# 높은 곳에서 떨어졌을 때

## 6 m 이상 높이에서 떨어지면 '중증 외상'

### 1 높은 곳에서 떨어지는 경우

산업현장에서 가장 대표적인 사고 유형으로 안전대 등 보호구 미착용, 이중 안전고리 미사용, 개구부가 뚫려 있는데 인지하지 못하는 경우, 사다리를 일자로 펴서 사용하다가 파손되는 경우, 장비와 함께 넘어지는 경우 등 사고원인은 다양합니다.

만약 재해자가 6 m 이상의 높이에서 떨어지면 중증 외상의 대상이 됩니다. 떨어진 높이와 재해자의 몸무게와 떨어지는 속도, 바닥의 재질에 따라 손상 정도가 크게 차이 납니다.

### 2 근로자의 손상 정도를 예상해 볼 수 있는 질문들

(1) 안전모를 쓰고 있었는가?
(2) 떨어지면서 구조물에 걸리거나 부딪혔는가?
(3) 바닥에는 다른 구조물이 있었는가?
(4) 재해자는 신체의 머리 부위가 먼저 떨어졌는가?
(5) 떨어진 높이가 6 m 이상인가?

→ 대답이 모두 '예'라면 중증 외상을 입은 위독한 상태일 확률이 높습니다.

## 3 손상 기전과 대응법

(1) 높은 곳에서 떨어질수록 머리 부위의 손상이 클 수 있습니다.

(2) 예상치 못하게 '아차' 하는 순간에 균형을 잃고 무방비상태로 떨어지므로 신체면적이 넓게 바닥에 접촉하여 다발성 골절(신체 여러 곳의 뼈가 부러지는 것)이 발생할 확률이 높습니다.

(3) 만약 의식이 남아있을 경우 움직이려고 할 수 있습니다.

(4) 최초 사고를 목격했거나 재해자를 발견한 경우 움직이지 않도록 머리와 목부위를 보호해야 합니다.

(5) 재해자를 위협하는 다른 위험요소가 없을 경우, 쓰러진 그 자리에 그대로 움직이지 않는 게 가장 좋습니다.

(6) 관리자나 동료 근로자가 병원에 가기 위해 재해자를 등에 업고 걸어 나오는 순간, 재해자는 평생 신체적 장애를 겪을 수도 있습니다.

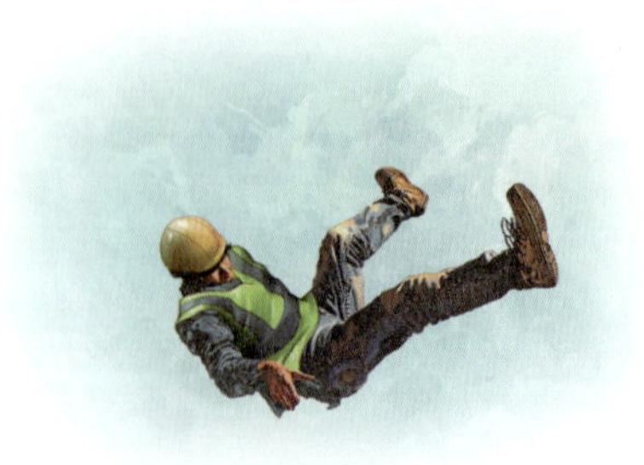

## 떨어짐 사고를 예방하는 방법

(1) 추락위험이 있는 장소에 안전난간과, 추락방호망 등을 설치합니다.

(2) 개구부가 있는 곳은 사람의 무게를 지탱할 수 있는 견고한 재질의 덮개를 사용하고, 통행하는 사람이 없도록 라바콘을 세우거나 신호수를 통해 통제하거나 경고표지를 부착합니다.

(3) 안전모, 안전대 등의 고소작업용 보호장비를 착용하고, 높은 곳이라면 이중고리를 체결하여 작업합니다.

(4) 모든 근로자에게 작업 전에 위험점에 대해 '안전교육'을 실시합니다.

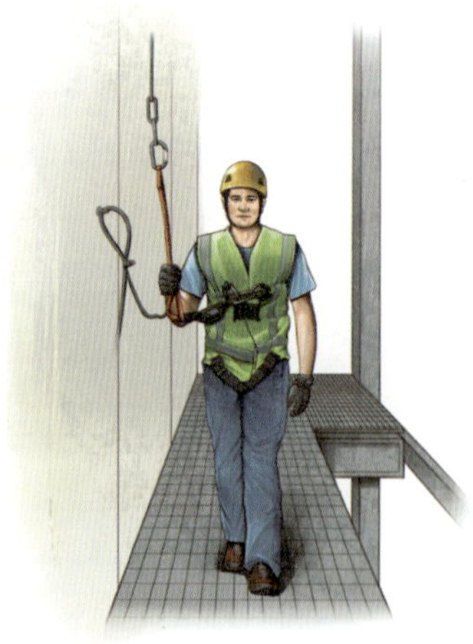

(5) 슬래브(거푸집 동바리) 설치 중 개구부 떨어짐 위험성을 줄이기 위해 작업발판과 안전난간을 설치합니다.

(6) 콘크리트 타설 중 슬래브 붕괴를 막기 위해 타설 순서(기둥/벽 – 보 – 슬래브)를 지킵니다.

(7) 작업발판 고정불량으로 탈락하면서 떨어지지 않도록 견고하게 고정합니다.

(8) 상부에서 자재 인양 중 떨어짐을 방지하기 위해 적재하중을 고려하고, 결속 및 줄걸이 상태를 체크합니다.

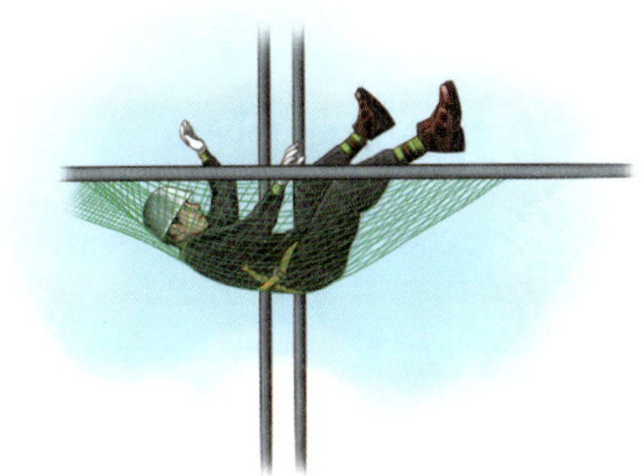

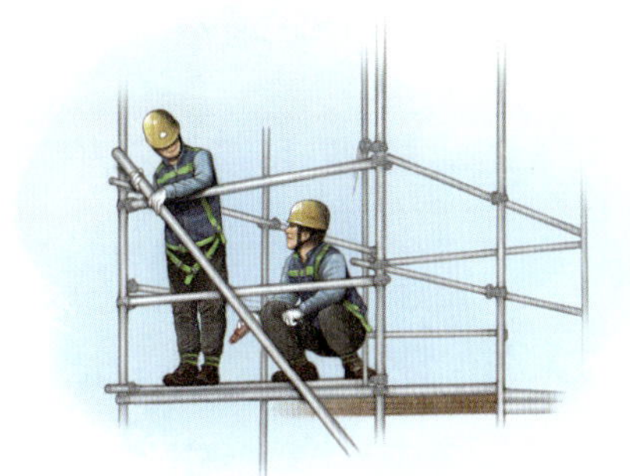

### 응급처치 Point

① 주변이 안전한지 위험요소를 확인합니다.

② 현장이 안전하다면, 최대한 움직이지 않고 발견된 그 장소에 있습니다.

③ 목이 움직이지 않게 머리를 잡고 있습니다.

④ 가장 아픈 부위가 어디인지 물어봅니다.

⑤ 119에 신고하여 보고 들은 것을 전달합니다.
→ 정확한 장소, 환자의 상태에 대한 정보

⑥ 팔, 다리 등이 변형되지 않았는지 살펴봅니다.

⑦ 구급대원이 현장에 도착하면, 살펴본 내용들을 알려 줍니다.
→ 목격자의 증언이 사고가 어떻게 일어났고, 어떤 부위에 손상이 있을지 예상하는 데 큰 도움이 됩니다.

2

# 신체부위가 장비나 구동부에 끼였을 때

신체부위가 장비나 구동부에 끼이는 것을 끼임 또는 협착이라고 합니다. 제조업에서 가장 많이 발생하는 사고 유형 중 하나로 작동되는 장비에 신체부위가 끼여서 발생합니다. 끼임 사고는 기계의 움직이는 부분 사이 또는 움직이는 부분과 고정되는 접점 사이에 신체 일부가 끼이거나 물리는 것을 말합니다.

## 장비에 신체부위가 끼인 경우 행동 요령

(1) 사고는 급작스럽게 발생하기 때문에 최대한 침착하도록 노력합니다.

(2) 장비가 작동되는 경우, 즉시 '비상정지스위치'를 눌러서 멈추거나 전원을 차단합니다.

(3) 구동되는 장비가 크면 클수록 내부의 작업자를 인지하지 못하고 외부에서 기계나 장비를 작동시키거나 의사소통의 오류에 의해서 실수로 동작시킨 경우가 많습니다.

(4) 감독자나 작업 선임자는 원인을 파악하되, 장비를 오조작한 근로자가 죄책감에 시달리지 않도록 심리적으로 안정되도록 돕고자 노력합니다.

## 끼임 사고가 발생할 수 있는 장비의 종류

(1) 컨베이어
(2) 고소작업대
(3) 리프트
(4) 로봇
(5) 사출성형기
(6) 혼합기
(7) 프레스
(8) 파쇄기, 분쇄기
(9) 식품가공용 기계

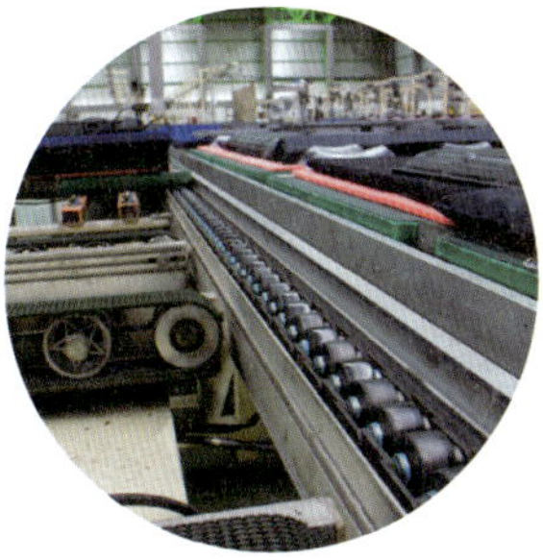
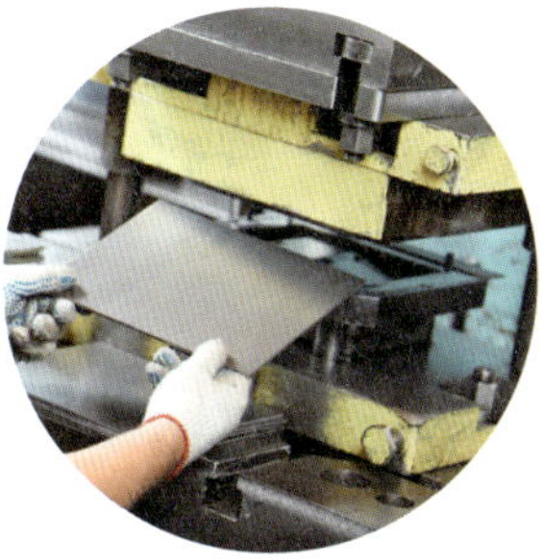
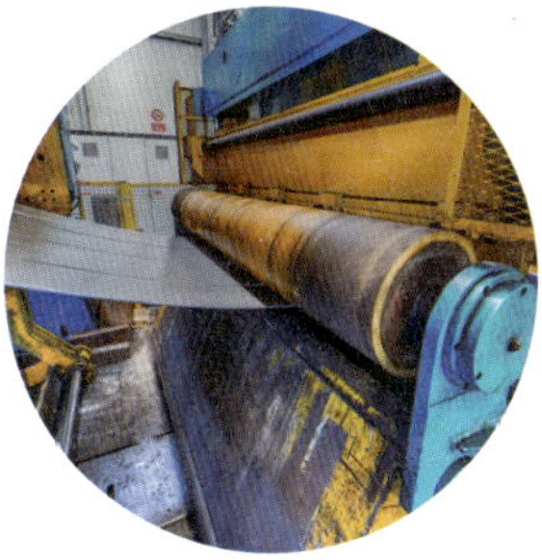
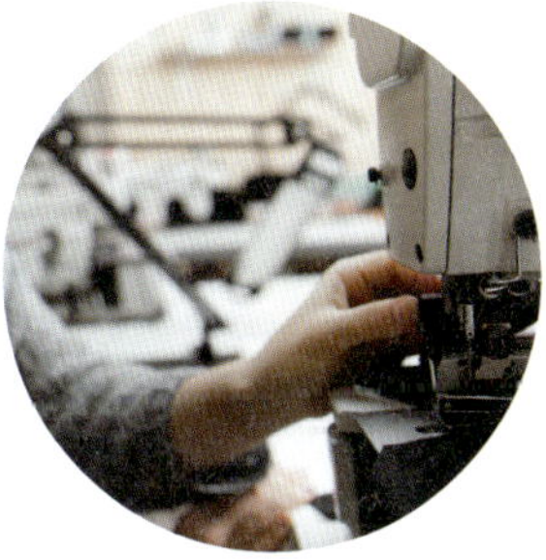

### 응급처치 *Point*

① 119에 신고하여 정확한 위치와 환자의 상태를 알립니다.
② 상처부위를 확인하고 출혈이 심하다면 깨끗한 천 등으로 '직접 압박' 합니다.
③ 현장이 안전할 경우, 만약 골절이 의심되면 최대한 움직이지 않고 그대로 있습니다.
④ 골절이 의심될 경우, 팔이나 다리를 들거나 움직이지 않도록 합니다.
⑤ 주무르거나 핫팩을 적용하지 않도록 하고, 누운 자세에서 상처부위를 약간 들어주면 지혈과 붓기를 줄일 수 있습니다.
⑥ 붓기를 가라앉히는 데 아이스팩이나 얼음찜질이 도움됩니다.

3

# 날카로운 물체에 베였을 때

## 베임*사고

(1) 날카로운 물체에 베이는 사고는 일상생활은 물론 제조업에서 흔합니다.

(2) 칼날로 끈을 자르거나 포장하는 일을 할 때 자주 발생합니다.

(3) 날카로운 면은 피부에 길고 깊은 상처를 만들어 출혈이 발생하게 합니다.

(4) 통증, 붓기, 감각이상, 운동기능 등에 이상이 있는지 확인하고 상처부위가 벌어지거나 깊으면, 상처 봉합을 위해 병원에 가야 합니다.

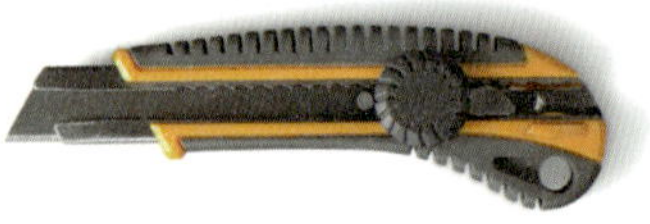

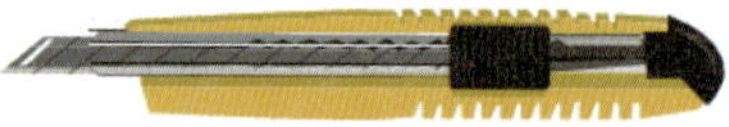

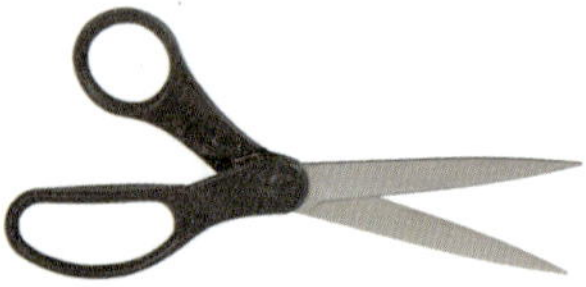

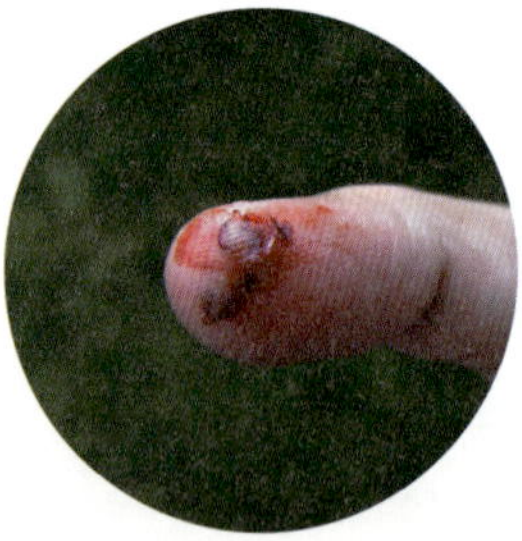

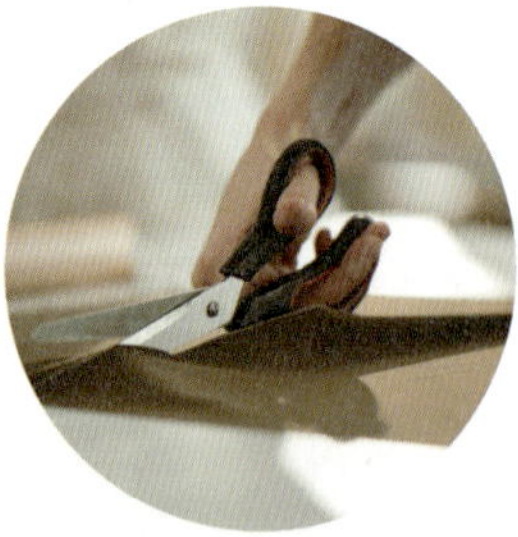

* 베임: 날카로운 물체에 의해 신체부위에 상처가 나는 것

### 응급처치 Point

① 상처부위에 피가 많지 않을 경우, 생리식염수나 수돗물로 씻어 줍니다.
② 상처부위를 확인 후 출혈이 있으면 거즈 등으로 상처를 '직접 압박'합니다.
③ 소독된 거즈가 없다면 깨끗한 천을 사용합니다.
④ 피가 많이 난다고 압박한 부위에서 손을 떼지 않습니다.
⑤ 상처부위를 심장보다 높게 들어 줍니다.
⑥ 베임의 원인이 무엇에 기인했는지 물어봅니다.
⑦ 날카로운 철이나 금속 물질에 베인 경우, '파상풍' 주사를 고려해야 합니다.

## 날카로운 물체에 베임상처가 발생한 경우

### 1 직접압박

거의 모든 출혈의 가장 기본적인 응급처치 방법입니다. 상처부위에 멸균거즈나 외상패드 등을 대고 압박한 후 붕대로 감습니다. 피가 스며든 거즈와 붕대를 제거할 경우, 응고과정이 방해되어 출혈이 지속될 수 있습니다.

(1) 멸균장갑을 끼고, 장갑이 없을 경우에는 손을 깨끗이 씻습니다.
(2) 상처부위를 직접 압박합니다.
(3) 팔과 다리의 상처는 압박하면서 심장보다 높게 들어줍니다.
(4) 상처 위아래로 거즈를 덮고 그 위에 붕대를 감아 압박합니다.

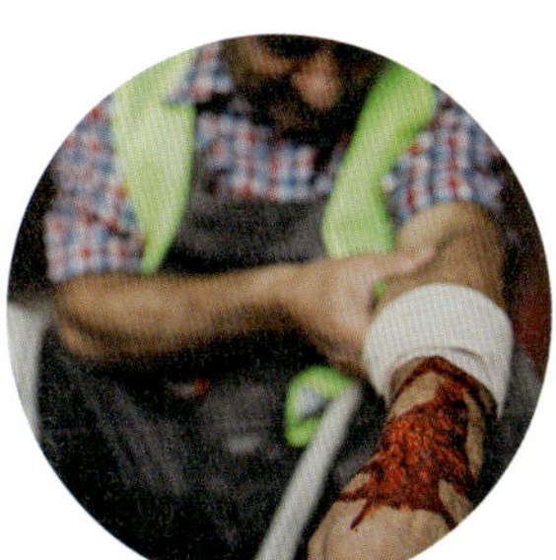

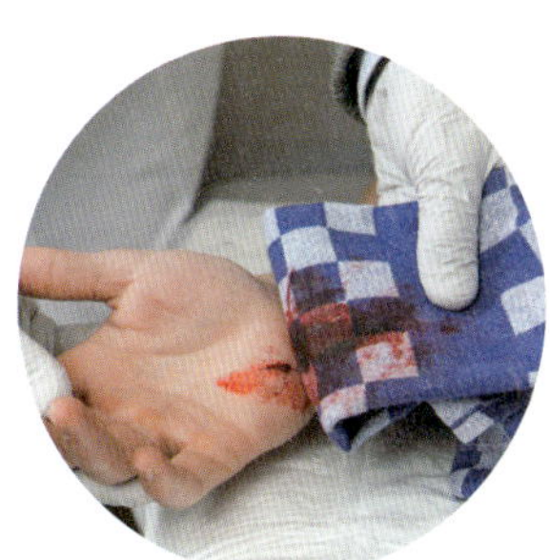

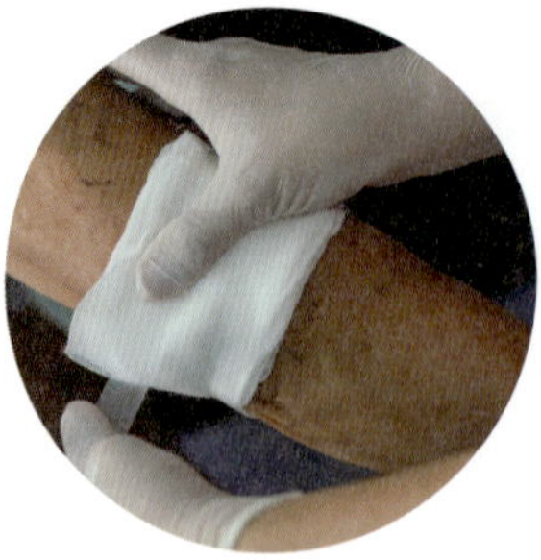

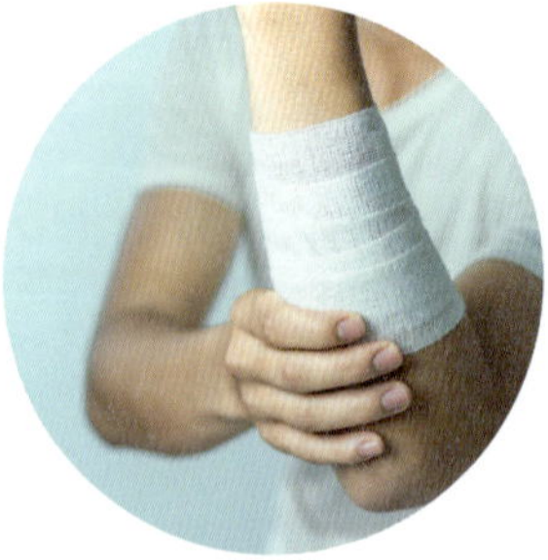

## 2 붕대의 사용목적

(1) 개방성 상처를 덮고 감염을 예방합니다.

(2) 드레싱 위로 직접 압박하여 지혈을 돕는다.

(3) 부종이 심해지지 않도록 돕는다.

(4) 팔다리 또는 관절을 고정하고 지지하여 움직임을 최소화합니다.

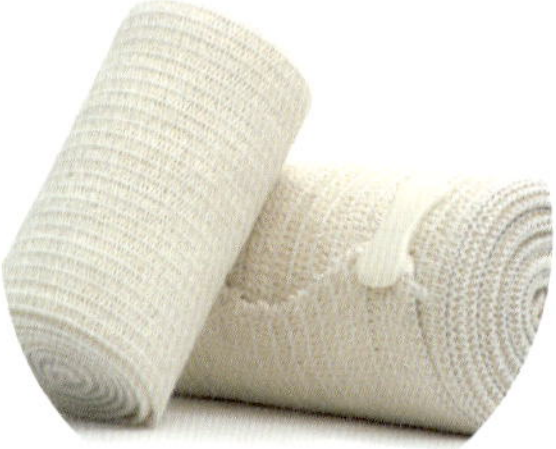

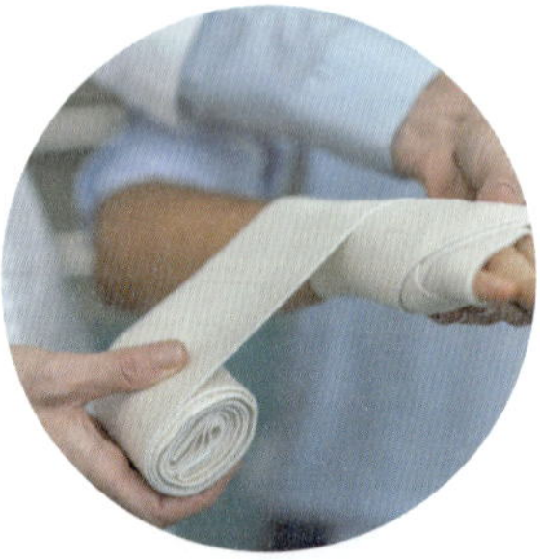

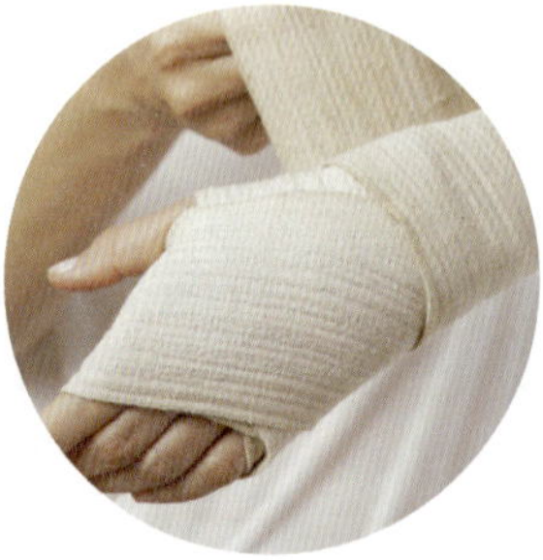

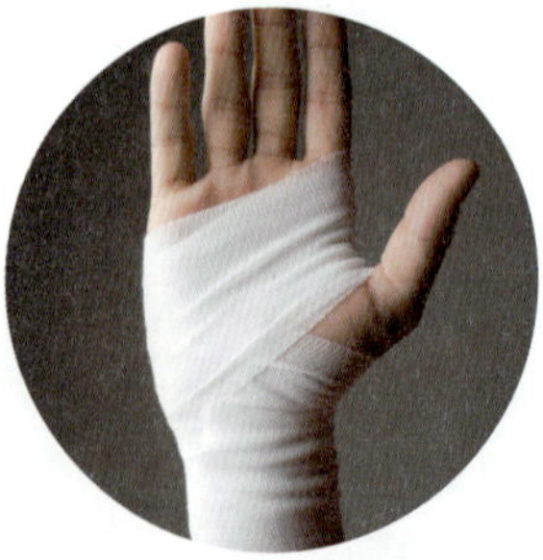

4

# 신체부위가 절단되었을 때

## 신체부위가 절단되는 경우

### 1 절단이란?

뼈의 연속성이 어떤 원인에 의해 단절되는 상태로 신체 일부가 완전하거나 불완전하게 잘리는 사고입니다. 절단이 많이 발생하는 부위는 손가락이며, 산업현장에서도 흔하게 발생하는 사고 유형 중 하나입니다. 프레스나 절단기, 전기톱, 장비나 기계에 신체부위가 끼이는 것이 주된 원인입니다.

만약 손가락이 절단되었다면, 6시간 안에 수지접합 수술이 가능한 병원으로 가는 것이 중요합니다. 보통 6시간이 넘어가면 절단부위 조직에 괴사가 발생할 수 있기에 예후가 좋지 않을 수 있습니다.

### 2 응급처치

(1) 상처부위를 지혈합니다. 거즈가 없다면 깨끗한 천으로 직접 압박합니다. 너무 압박이 심할 경우에는 조직을 손상시킬 수 있습니다.

(2) 119에 신고합니다. 신고하기 어려운 경우에는 아래의 절차에 따릅니다.

(3) 산업현장에서 일할 때는 보통 작업용 장갑을 끼는데 장갑 속에 절단된 손가락이 들어 있을 수 있습니다. 벗겨진 장갑을 버리지 않고, 꼭 챙겨야 합니다. 절단된 조직을 챙겨서 병원에 가져가야 수술을 할 수 있습니다.

(4) 절단된 부위를 식염수로 깨끗하게 씻어냅니다.

(5) 멸균된 거즈에 감싸서 비닐에 넣어 밀봉하고 차갑게 보관합니다. 가정이 아닌 산업현장에서는 얼음을 구하기 어렵기 때문에 '인스턴트 팩'을 사용하면 편합니다. 얼음을 조직에 직접 닿을 경우에는 동상에 걸릴 수 있기 때문에 직접 닿지 않아야 합니다.

(6) 수지접합이 가능한 병원으로 이송해야 합니다. 직접 병원 방문 시, '수지접합 전문병원'을 검색한 후 전화하여 진료가능여부를 확인합니다.

## 3 절단처치

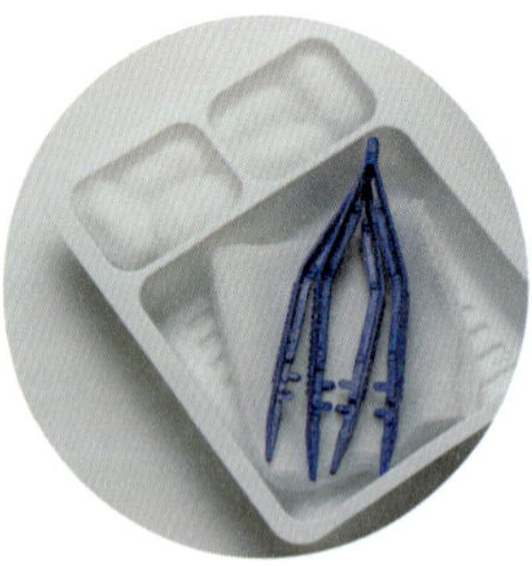

(1) 상처 드레싱 세트

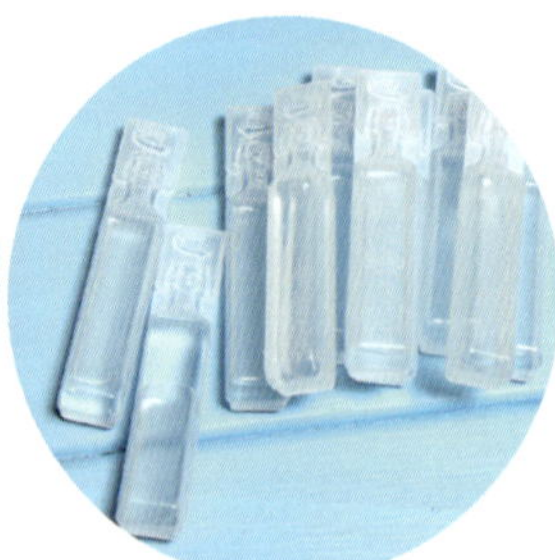

(2) 생리식염수

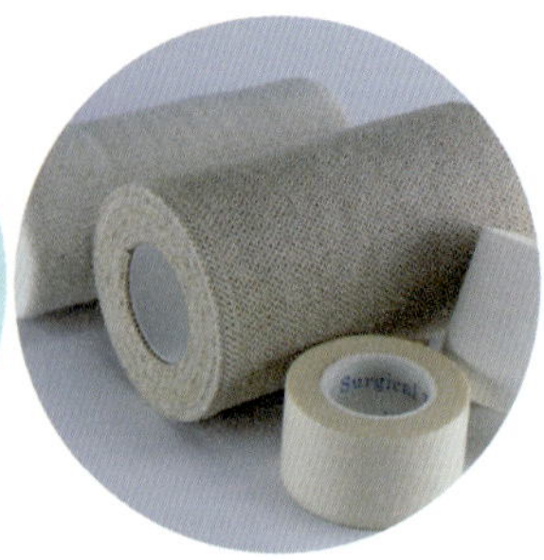

(3) 거즈 및 붕대

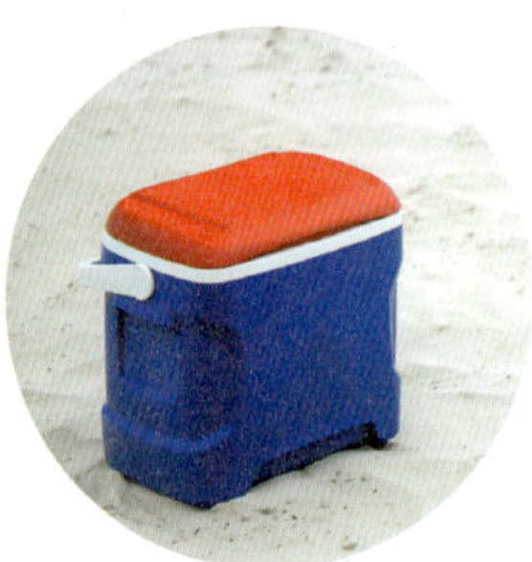

(4) 아이스박스

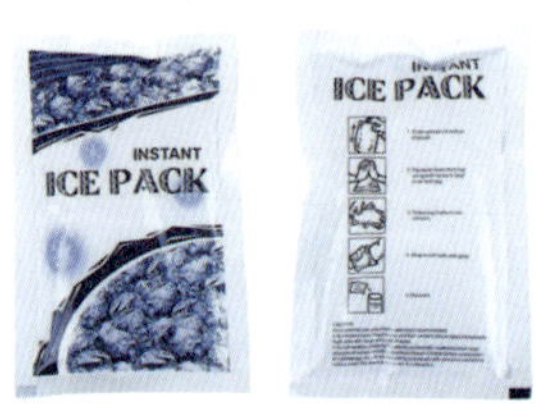


(5) 아이스팩

→ 아이스팩은 냉장고가 아닌 상온보관용이 편리하며, 아이스박스는 '낚시용' 사이즈가 적당합니다.

5

# 중장비나 이동 또는 운반도구에 부딪혔을 때

## 중장비나 운반도구에 부딪힌 경우

### 1 산업현장에서 발생하는 부딪힘* 사고

산업현장의 부딪힘 사고는 지게차, 장비, 대차 등의 운반도구에서 흔하게 발생합니다. 대차는 일반대차 외에도 몇백 킬로그램 정도로 중량이 많이 나가는 대차 종류도 있습니다.

무게를 견디지 못하고 밀리거나 주변에 있는 사람을 인지하지 못하고 바퀴에 발 부위가 부딪히는 경우가 많습니다. 심하게 부딪히지 않는 이상 대부분은 타박상 등 가벼운 상처만 생깁니다. 하지만 동력이 있거나 중량물을 싣고 운반 중에 부딪히는 경우 뼈에 금이 가거나 부러질 수 있습니다. 부딪히는 힘과 신체 부위에 따라 손상 정도가 아주 다를 수 있습니다.

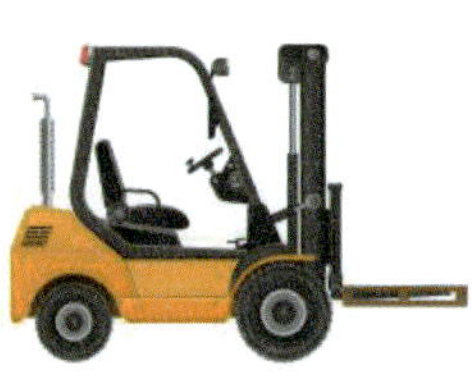

(1) 지게차

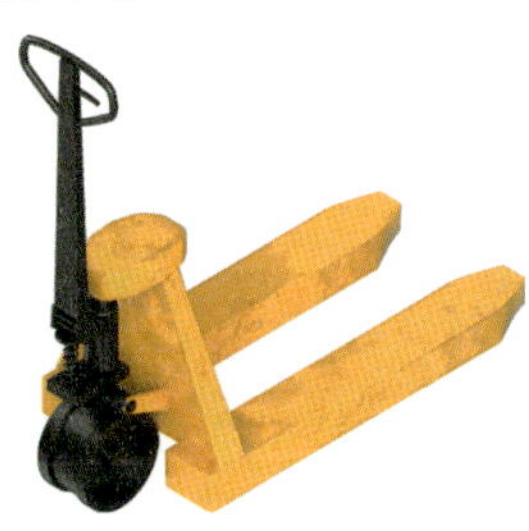

(2) 핸드 리프트

* 부딪힘: 다른 물체나 사람에 의해 힘이 마주 닿게 되어 다치는 것

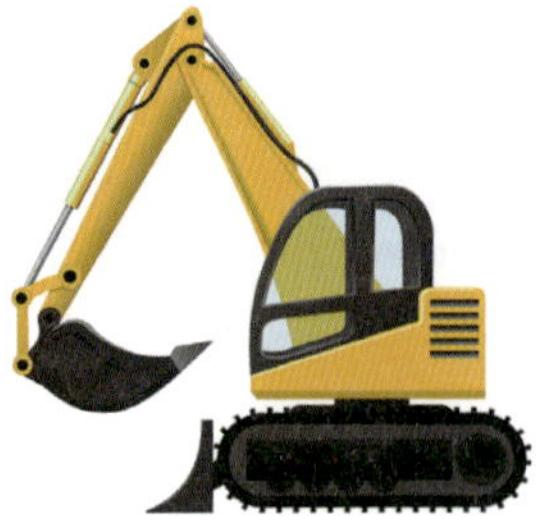

(3) 포크레인

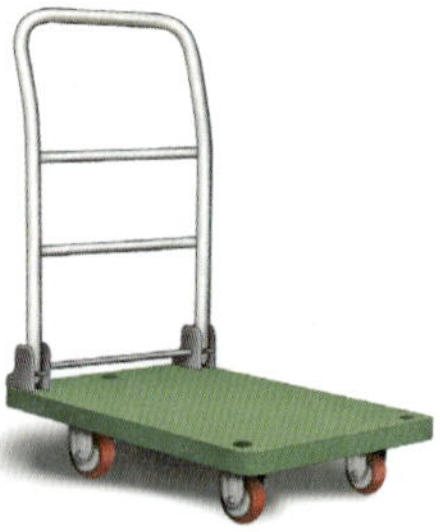

(4) 대차

## 2 부딪힘에 관한 여러 경고표지들

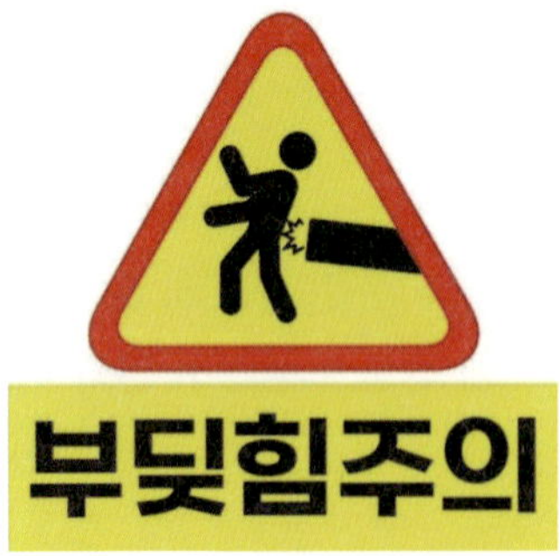
부딪힘주의

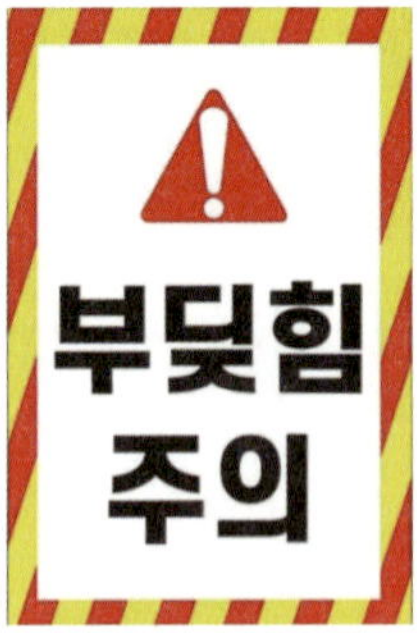
부딪힘
주의

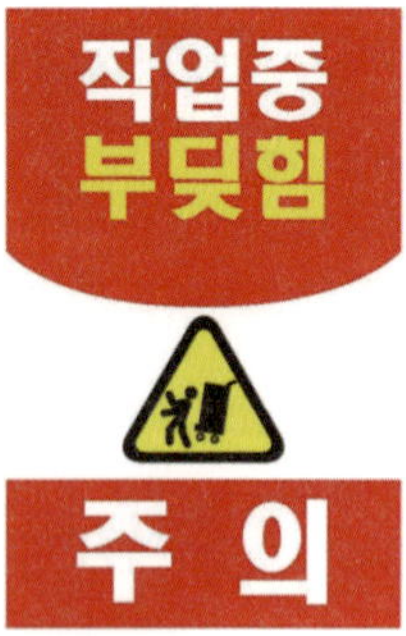
작업중
부딪힘
주 의

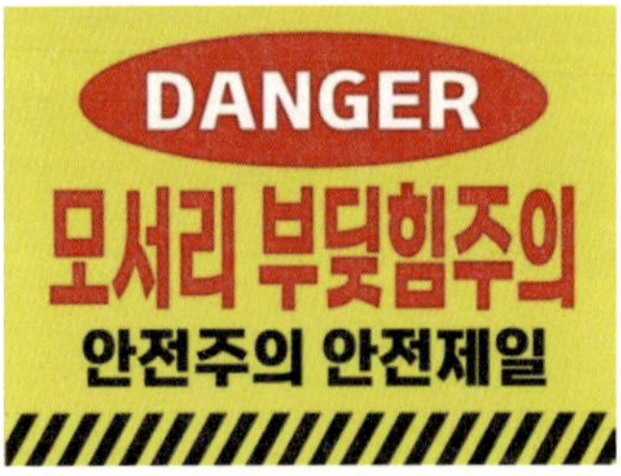
DANGER
모서리 부딪힘주의
안전주의 안전제일

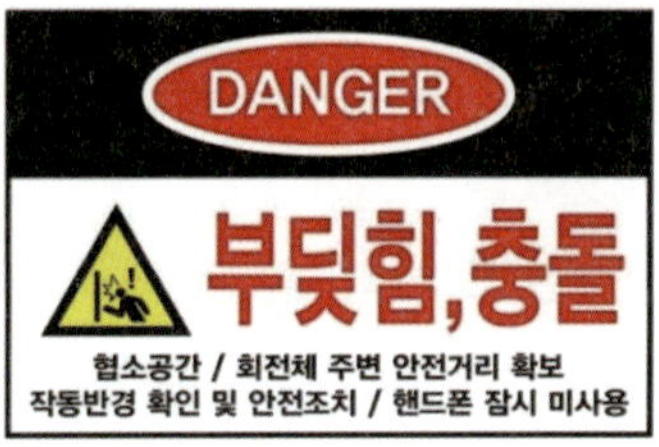
DANGER
부딪힘,충돌
협소공간 / 회전체 주변 안전거리 확보
작동반경 확인 및 안전조치 / 핸드폰 잠시 미사용

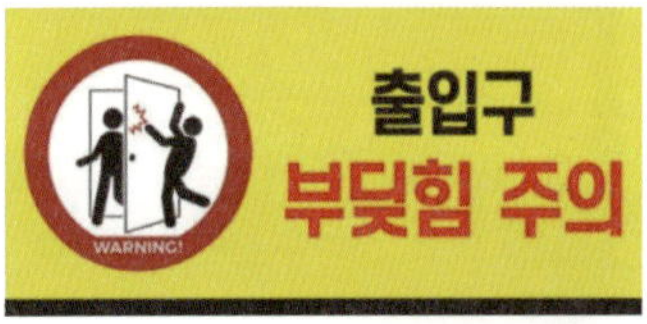
WARNING!
출입구
부딪힘 주의

## 가슴이 부딪히면 위험합니다

### 1 가슴이 부딪혀서 통증이 생기면 위험할 수 있다

가슴부위에 외상이 발생하는 사고 사례는 건설현장에서 신호수가 중장비가 움직이는 것을 인지하지 못한 채 기둥과 크레인 사이에 끼인 경우, 또한 지게차 포크에 가슴부위를 정면으로 부딪힌 경우 등 중장비 관련 사고가 많습니다.

가슴에는 심장과 폐 등 중요한 장기를 감싸고 있는 갈비뼈가 있습니다. 갈비뼈가 보호하는 힘의 크기를 넘어선 외력에 의해 뼈가 부러지고, 내부 장기에 손상이 발생할 수 있습니다. 가슴통증은 물론 호흡곤란과 출혈로 인한 쇼크가 발생하여 생명을 잃을 수도 있습니다.

### 2 대표적인 가슴 손상의 종류

(1) 좌우 12개씩 총 24개의 갈비뼈 중 골절이 일어날 수 있습니다. 여러 개의 갈비뼈가 골절되는 다발성 골절 시 숨을 쉬는 운동이 반대로 일어납니다. 늑골 골절에 의해 숨 쉴 때 가슴의 움직임이 반대로 나타나는 현상으로, '흉벽기이 현상'이라고 부릅니다.

(2) 폐에 손상을 입으면서 피가 차서 혈흉이 발생할 수 있습니다.

(3) 폐에 손상을 입으면서 공기가 차서 기흉이 발생할 수 있습니다.

(4) 심장의 대동맥이 외상에 의해 파열되는 대동맥 박리가 생길 수 있습니다.

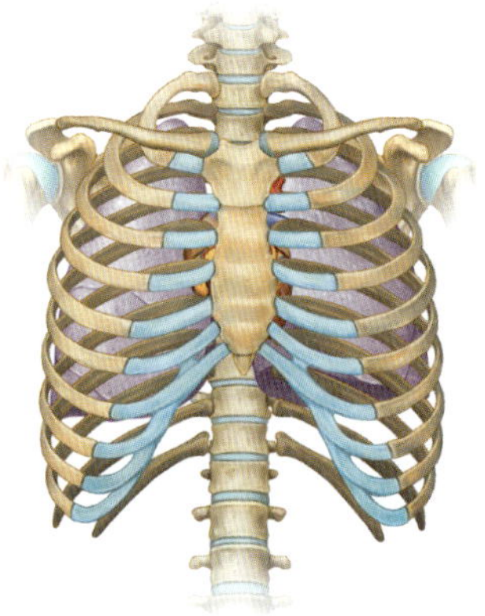

가슴손상에 의한 혈흉

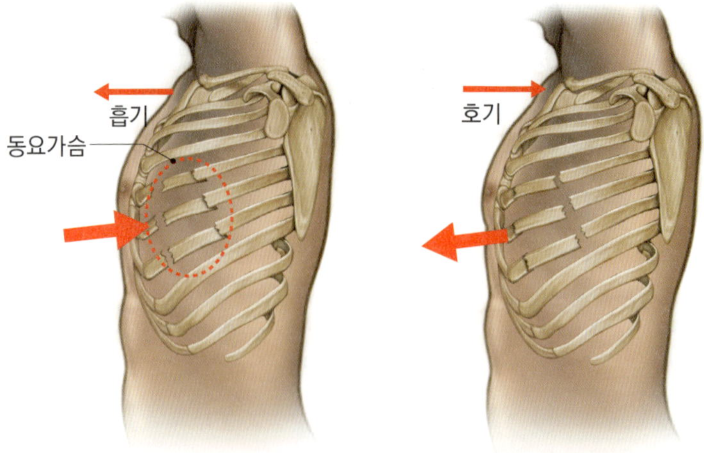


다발성 골절 시 증상(흉벽기이현상)

* 모순운동: 숨을 들이쉴 때, 팽창해야 하는데 골절된 부위가 들어가고, 숨을 내쉴 때 골절된 부위가 튀어나오는 현상

## 중장비나 운반도구에 배가 부딪혔을 때

중장비에 의해 정면으로 충돌되거나 밀려서 벽이나 구조물에 끼인 상태이면 눈으로 출혈이 보이지 않더라도 복부 장기 손상의 여부 확인을 위해 병원 진료가 필요합니다. 심각한 경우, 응급수술이 필요할 수 있기 때문에 대학병원 응급실이나 골절까지 눈에 확실하게 보이면, 되도록 외상센터로 가는 것을 추천합니다. 일반인이 아무런 처치 없이 병원에 가는 것보다 119 구급대를 통해서 응급처치 후 이송해야 합니다. 이송하는 중간에도 의사의 의료지도를 통해 전문적인 처치가 이루어져야 합니다.

배 안에 있는 장기들은 고정되어 있거나 약간 움직일 수 있는데 척추에 연결된 인대가 있습니다. 복부 안에 있는 장기들의 특성을 알아보고, 위급상황을 파악하는 배경지식을 쌓아 둡시다.

## 1 위(stomach)

신축성이 좋고 튼튼해서 뾰족한 물체에 의한 관통상으로 구멍이 뚫리면 내용물이 뱃속(복강 내)으로 흘러나와 복막염의 원인이 됩니다. 극심한 통증을 호소하며, 응급수술이 필요한 상태입니다.

## 2 십이지장(duodenum)

자상과 둔상이 흔하며 복부 전면에 압력을 받았을 때 에너지로 천공과 파열이 발생할 수 있습니다. 배의 뒷부분(후복막강)에 다른 장기에 쌓여 있으며 복통, 복부팽만, 구토 등이 나타날 수 있습니다.

## 3 간(liver)

비장 다음으로 외상에 의한 손상을 자주 입는 장기로 출혈이 생기면 빠른 응급수술이 필요합니다. 큰 혈관들이 있어서 심각한 출혈이 생길 수 있고 쇼크로 이어질 수 있습니다.

## 4 췌장(pancreas)

외상환자의 약 4%로 손상의 비율은 적은 편이나 만약 손상되면 사망할 확률이 높아집니다. 타 장기의 손상이 동반되는 경우가 많습니다.

## 5 비장(spleen)

복부외상의 약 23.8%를 차지하며, 가장 흔하게 손상될 수 있고 출혈의 빈도가 높습니다.

## 6 소장

성인 기준 약 6~7 m의 길이이며 손상 받을 확률이 높습니다. 관통상의 약 17%, 둔상에서 5% 정도 출혈과 함께 내용물에 의한 감염으로 복막염의 위험성이 올라갑니다.

## 부딪힘 사고가 발생했을 때 응급처치

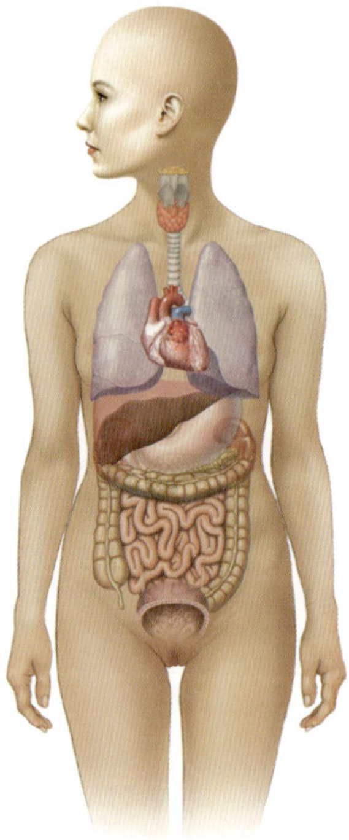

부딪힘 사고 시 다칠 수 있는 장기

### 1 부딪힘 환자에 대한 '환자평가'

(1) 현장이 안전한지 확인하고 사고가 왜 발생했는지 파악합니다.
(2) 의식을 확인하고 생명에 지장을 줄 만한 출혈이 있는지 눈으로 살펴봅니다.
(3) 의식이 있고 말을 하면, 기도가 확보되어 있는 상태입니다.
(4) 어디가 가장 아프고 불편한지 물어보고, 숨 쉬기 불편한지 확인합니다.
(5) 팔다리에 변형이 있는지 눈으로 확인합니다.
(6) 변형이 있거나 출혈이 심하거나 움직이지 못할 정도로 통증을 느낀다면 119에 신고합니다.

### 응급처치 *Point*

① 의식이 있는지 확인합니다.
② 현장이 안전하다면, 움직이지 말고 최대한 발견된 상태 그대로 둡니다.
③ 출혈이 보일 경우, 상처부위에 깨끗한 천이나 거즈를 대어 지혈되도록 돕습니다.
④ 어디가 가장 아프고 불편한지 물어봅니다.
⑤ 119에 신고합니다. → 사고 장소, 환자에 대한 상태와 정보를 전달합니다.

6

# 날아오거나 떨어지는 물체에 맞았을 때

떨어지거나 날아오는 물건에 신체부위가 맞는 경우를 '물체에 맞음' 또는 '비래(flying)*'라고 합니다. 산업현장에서는 높은 곳에 있는 작업자가 작업도구를 떨어뜨렸을 때, 아래에 있는 작업자가 맞는 경우, 위험하기 때문에 상하부 동시작업을 하지 않도록 안전관리를 하고 있습니다.

## 1 아래에 있는 사람이 다칠 수 있는 '물체에 맞음' 사고 유형

(1) 고소작업대 위에서 공구나 재료를 떨어뜨린 경우
(2) 비계 상부에 있던 자재나 공구가 떨어진 경우
(3) 양중 작업 중 로프가 풀리거나 절단되어 자재가 아래로 떨어지는 경우
(4) 상부의 작업자와 하부 작업자가 손으로 전달하다가 놓친 경우

## 2 사고 예방을 위한 방법

(1) 도구나 자재가 아래로 떨어지지 않도록 중간에 낙하물 방지망 등을 설치합니다.
(2) 물건이나 자재를 상부로 들어 올릴 때 로프가 풀리지 않도록 잘 고정합니다.

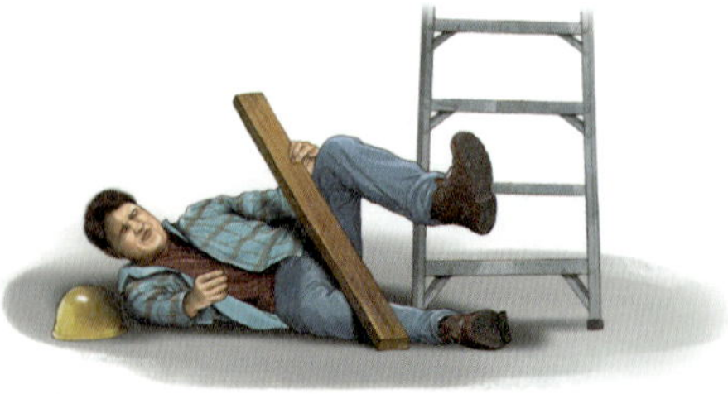

* 비래(flying): 날아온 물체에 맞음

(3) 상부와 하부에 작업자가 동시에 작업하지 않도록 관리합니다.

(4) 줄이나 벨트 걸이 등을 통해 작업도구가 떨어지지 않도록 합니다.

(5) 작업장에서는 최소한의 안전을 확보하기 위해 보호구(안전모)를 착용합니다.

**응급처치 *Point***

① 떨어진 물체에 맞은 신체부위를 눈으로 확인합니다.

② 안전모를 쓰지 않은 채 머리에 맞은 경우, 심한 통증과 함께 피가 나거나 부어오를 수 있습니다.

③ 토가 나오거나 심각한 통증이 있는 경우에는 빠르게 병원 진료를 받습니다.

④ 움직이는 게 불편할 경우, 119에 신고하여 도움을 요청합니다.

⑤ 피가 나면 거즈나 깨끗한 수건, 천 등으로 압박합니다.

7

# 무거운 물체에 깔렸을 때

## 무거운 물체에 깔렸을 때, 함부로 빼면 안 되나요?

산업현장에서 무거운 물체에 의해 깔려서 사망하는 사례는 얼마든지 발생할 수 있습니다. 무거운 물체에 깔린 것을 목격했거나 시간이 얼마 안 되었다면 빠르게 빠져나오거나 빼내야 합니다. 상황에 따라 다르지만 깔려서 못 움직일 정도면 본인의 몸무게보다 훨씬 무거운 물체인 상황일 텐데, 사람들을 모아서 같이 들 수도 있고, 지게차를 이용하여 조심스럽게 들 수도 있습니다. 그러나 사람과 중장비가 없고 혼자의 힘이 안 되면 빠르게 119 신고 후 구조대에 도움을 받아야 합니다.

무거운 물체에 깔렸을 때, 함부로 빼면 안 되는 경우는 '압좌손상(crush injury)'과 구획증후군 등이 의심되는 경우입니다. 오랜 시간 무거운 무게와 힘에 압박되어 몸속 혈액의 순환이 안 되고, 조직이 파괴되면서 세포 안에 있어야 할 물질

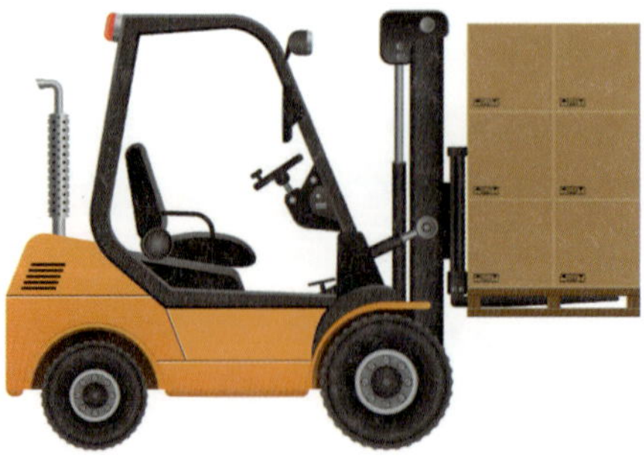

과 밖에 있어야 할 물질이 밖으로 나오면서 독성물질(칼슘, 미오글로빈, 단백질 등)이 축적됩니다. 무거운 물체를 들었을 때, 쌓였던 독소가 온몸으로 퍼지면서 신장도 손상되면서 사망할 수 있습니다. 이런 증상이 나타날 수 있는 시간은 무거운 물체에 깔린 후 약 1시간 정도 이후입니다.

구획증후군은 외상에 의해 허벅지나 종아리처럼 큰 근육 사이에 근막이 부풀어 오르고 구획 안의 압력이 증가하여 근육이 뻣뻣해지고 혈액순환이 잘 안 됩니다. 결국, 구획 안의 근육, 신경, 혈관 등이 손상되는 것을 말합니다.

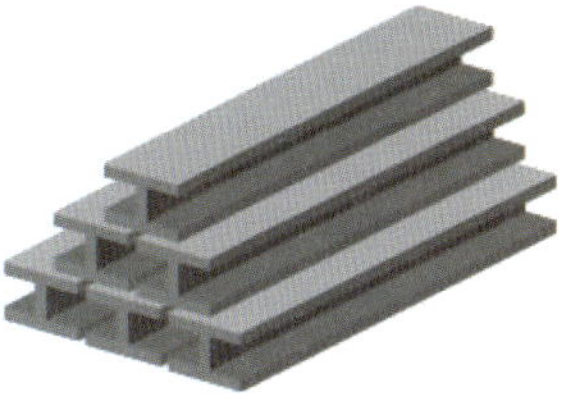

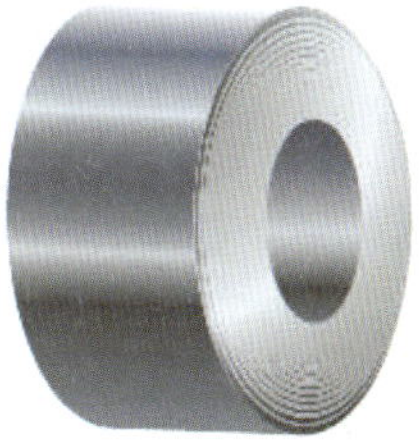

**응급처치 *Point***

① 지게차나 무거운 자재에 깔린 경우, 하중을 고려하여 바로 중량물을 제거해야 합니다.
② 환자의 의식 및 손상 정도(깔린 신체부위가 어디인지 등)를 확인합니다.
③ 안전을 확보하기 어렵고, 들어 올릴 만한 인력과 장비가 없다면 119 구조대에 요청합니다.
④ 겉으로는 괜찮아 보여도 신체 내부의 장기가 손상되었을 수 있으니, 119 구급 지원도 필요합니다.
→ 신고할 때 장소와 사고가 일어난 상황, 환자의 상태 등을 상세히 알립니다.

# 8 중심을 잃고 넘어졌을 때

**작업장이 정돈되지 않으면 걸려 넘어질 수 있어요!**

## 1 넘어질 수 있는 상황

(1) 바닥면에 이물이 있어서 미끄러지는 경우

(2) 바닥에 리드선이나 공구 전원선 등에 걸려서 넘어진 경우

(3) 자재나 구조물이 있어서 걸려 넘어지는 경우

(4) 계단이나 사다리 등에서 내려오다가 넘어지는 경우

(5) 바닥면에 개구부가 있어서 한쪽 발이 걸리거나 빠져서 넘어지는 경우

## 2 넘어졌을 때 나타날 수 있는 손상들

(1) 넘어지면서 바닥면을 손으로 짚어서 손목에 무리가 가거나 찰과상을 입을 수 있습니다.

(2) 중심을 잃으면서 넘어져서 발목이 삐끗하는 염좌가 발생할 수 있습니다.

(3) 엉덩방아 찧듯 넘어지면서 꼬리뼈 쪽의 통증을 느낄 수도 있습니다.

(4) 사다리 위에서 작업하다가 어지러워서 넘어지는데 얼굴 쪽으로 떨어져 치아가 부러질 수도 있습니다.

(5) 바닥이 미끄러워서 뒤로 넘어지면서 허리와 머리가 아플 수 있습니다.

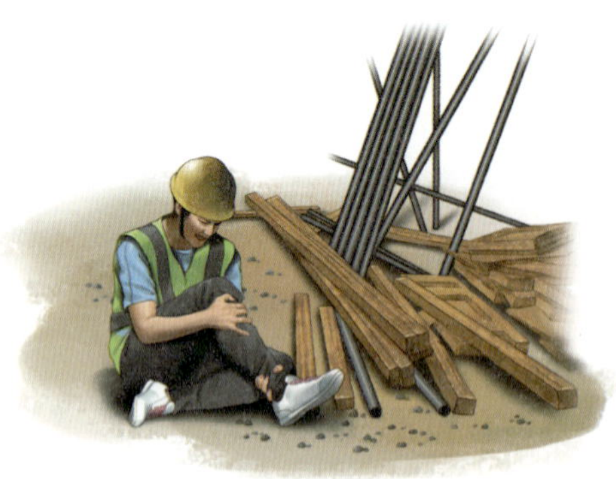

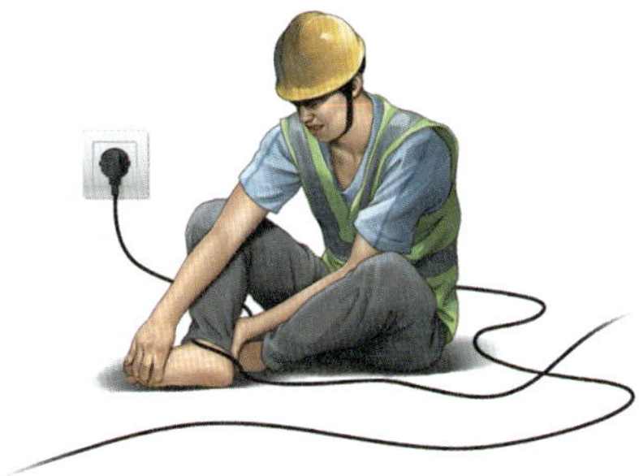

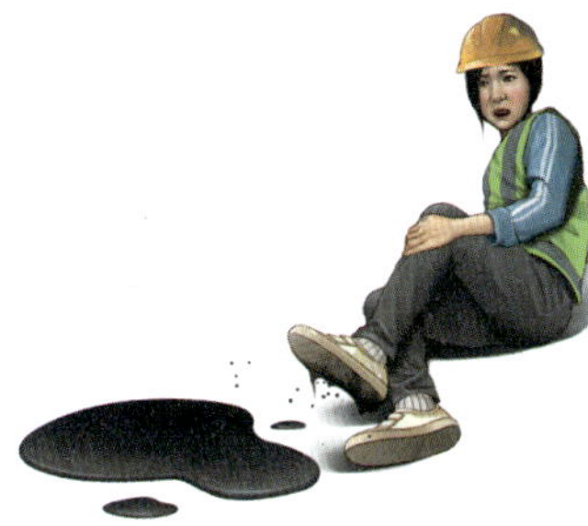

## 응급처치 *Point*

① 작업 중에 넘어졌을 때는 부끄러워서 한 번에 못 일어나기보다 정말 아파서 못 일어날 때가 많습니다. 넘어진 사람이 어디가 가장 아픈지 물어볼 수 있습니다.

② 대부분은 찰과상이나 타박상 등으로 피가 조금 나거나 바닥에 부딪힌 부분이 멍이 들고 맙니다.

③ 넘어지면서 바닥을 짚었던 손목이나 넘어질 때 꺾였던 발목이 부어오를 수 있습니다. 아이스팩을 대고, 붕대로 감아 줍니다. 휴식을 취하고 최대한 다친 부위의 사용을 줄여야 합니다.

④ 머리를 부딪히면서 의식을 잠시 잃거나 두통이 심하고, 토를 할 경우에는 병원 진료가 필요합니다.

⑤ 넘어질 때 허리도 염좌를 입거나 근육이 놀라서 통증이 생기고 움직이기 힘들 수 있습니다.

→ 119에 신고하여 병원에 갑니다.

9

# 독성가스를 흡입했을 때

독성가스란? 공기 중에 일정량이상 존재할 경우 인체에 유해한 독성을 가진 가스로 허용농도가 5,000 ppm* 이하인 가스를 말합니다.

## 독성가스의 정의

### 1 허용농도

근로자가 유해요인에 노출되는 경우 허용농도 이하에서는 거의 모든 근로자가 건강상 나쁜 영향을 미치지 않는 농도

### 2 시간 가중 평균농도(time weightes average, TWA)

1일 8시간 작업을 기준으로 유해요인의 측정농도에 발생시간을 곱하여 8시간으로 나눈 농도

### 3 단시간 노출 허용농도(short term exposure limit, STEL)

근로자가 1회에 15분간 유해요인에 노출되는 경우의 허용농도 또는 1회 노출간격 1시간 이상인 경우, 1일 작업시간 동안 4회까지 허용될 수 있는 농도

### 4 최고허용농도(ceiling, C)

근로자가 1일 작업시간 동안 잠시라도 노출되면 안 되는 허용농도

---

* ppm: parts per million, 백만분률

## 5 비상대응계획수립지침(emergency response planning guideline, ERPG)

관심의 우선순위, 취급 저장 평가, 누출 시 확산지역 파악 및 지역사회의 비상대응계획 수리에 사용되는 지침으로 공기 중 농도에 따라 ERPG 1~3 등으로 구분됩니다.

(1) ERPG – 1: 거의 모든 사람이 1시간 동안 노출되어도 오염물질의 냄새를 인지하지 못하거나 건강상 영향이 나타나지 않는 공기 중의 최대 농도

(2) ERPG – 2: 거의 모든 사람이 1시간 동안 노출되어도 보호조치 불능의 증상을 유발하거나 회복 불가능 또는 심각한 건강상의 영향이 나타나지 않는 공기 중의 최대 농도

(3) ERPG – 3: 거의 모든 사람이 1시간 동안 노출되어도 생명의 위험을 느끼지 않는 공기 중의 최대 농도

## 독성가스의 종류

| 물질명 | 화학식 | 물질명 | 화학식 |
|---|---|---|---|
| 암모니아 | $NH_3$ | 수소 | $H_2$ |
| 일산화탄소 | $CO$ | 삼불화붕소 | $BF_3$ |
| 염소 | $Cl_2$ | 염화수소 | $HCl$ |
| 불소 | $F_2$ | 브롬화수소 | $HBr$ |
| 불산 | $HF$ | 과산화수소 | $H_2O_2$ |
| 일산화질소 | $NO$ | 오존 | $O_3$ |
| 안화수소<br>(포스핀) | $PH_3$ | 이산화황<br>(아황산가스) | $SO_2$ |
| 질산 | $HNO_3$ | 황산 | $H_2SO_4$ |
| 아르신 | $AsH_3$ | 이산화염소 | $ClO_2$ |
| 다클로로실란 | $H_2Cl_2Si$ | 디메틸아민 | $C_2H_7N$ |
| 산화에틸렌 | $C_2H_4O$ | 게르만 | $GeH_4$ |

## 독성가스 누출 시 비상대피 방법

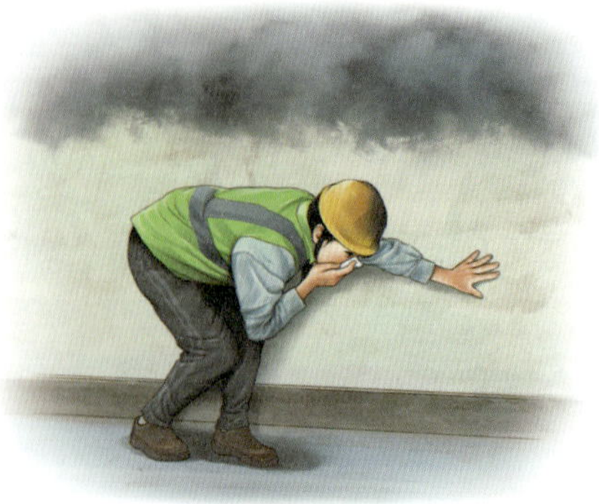

(1) 호흡을 최대한 자제하고 손수건으로 코와 입을 막습니다.

(2) 가스 확산 시, 바람이 불어오는 방향으로 대피합니다.

(3) 현장 조치가 필요한 경우에는 방독마스크와 공기호흡기 등 호흡보호구와 함께 보호복을 입습니다.

(4) 대피 장소는 독성가스가 퍼지지 않는 안전한 공간이어야 하며, 인원수와 피해 내용 등을 파악한 후 소방서와 한국가스안전공사, 경찰서 등에 신고합니다.

(5) 작업 시에는 화기 사용을 중지하고 점화원을 제거합니다.

### 응급처치 *Point*

독성가스들은 눈에 보이지 않는 경우가 대부분이며 피부와 호흡기 등으로 인체에 들어와 유해성을 보입니다. 호흡곤란, 두통, 구토, 시력손상, 피부 가려움, 화상 등 다양한 증상을 나타냅니다.

① 안전한 장소로 대피하여 즉시 신선한 공기를 마십니다.
② 목이 따갑거나 매캐함 등 답답함을 느낄 경우 산소캔을 사용해도 좋습니다.
③ 오염된 의복은 벗고, 폐기하거나 비눗물로 세척해야 합니다.
④ 상처부위를 직접적으로 닿지 않도록 흐르는 물에 씻습니다.
⑤ 만약 동상이 발생하면 문지르거나 물로 세척하지 않습니다.
⑥ 호흡기나 피부 등으로 노출된 경우, 의사에게 정확한 진료를 받습니다.

▶ QR 코드

10

# 화학물질에 노출되었을 때

## 사업장에 화학물질이 노출되면 어떻게 해야 할까요?

### 1 화학물질 노출 시 대응방안

(1) 사고 발생: 인지한 즉시 최초발견자가 119에 신고합니다. 현장근무자 또는 안전관리자는 현장 응급조치를 취하고 상황을 보고합니다.

(2) 초동 조치: 관할소방서는 화학구조대원 및 구급대원 등 현장출동 지시합니다. 지자체에서는 인근주민 피난유도 등 인명피해 확대방지를 위해 노력합니다. 환경부에서는 사고지역 피해범위 예측 및 사고물질 방재정보를 제공합니다.

(3) 현장 대응: 소방서와 지자체에서는 현장긴급구조 활동과 주민보호조치를 시행합니다. 관할 경찰서에서는 차량과 주민접근을 통제합니다. 지자체와 군 등 유관기관이 협력하여 오염확산을 방지하고 방재활동을 진행합니다.

(4) 사후 관리: 사고지역 내 오염물품을 수거하고 폐기합니다. 지자체와 환경청은 사고 후 영향조사 및 복구를 시행합니다.

### 2 화학사고의 위기경보 단계

(1) 관심(blue): 유관기관 간 사고상황을 공유하는 단계

(2) 주의(yellow): 화학물질 유출사고 및 인명피해 발생 단계

(3) 경계(orange): 다수의 인명피해가 발생하거나 3일 이상 방재작업이 필요한 단계

(4) 심각(red): 화학물질 유출, 누출사고 대규모 인명피해(10명 이상), 5일 이상 방재작업 필요한 단계

## 3 화학사고의 재난대응 단계

(1) 징후 감지: 유해화학물질 유출사고 징후, 사고접수 후 감시활동 강화와 긴급 대응 조치하는 단계

(2) 초기 대응: 사고 직후 상황접수부터 초기 현장대응을 실시하고, 상황판단 회의로 비상기구 설치 결정

(3) 비상 대응: 비상기구 설치 및 운영을 통한 본격 재난 대응 단계

(4) 수습 복구: 긴급구조구급이 완료된 후 유출사고 주변지역 주민의 일상회복을 위한 수습복구 단계

* 유해화학물질 유출사고 현장조치 행동매뉴얼 참고

## 4 화학물질 노출 시 신고 요령

(1) 상황 확인 및 신고: 화학물질 안전원, 관할 환경청, 합동방재센터, 지자체 등 (소방서 119, 화학물질안전원 043-830-4000)

(2) 화학사고 상황설명:
사고가 일어난 장소와 경위(용기나 밸브 파손, 반응 중 과열 등)
눈으로 보이는 상황 묘사(갈색 연기나 액체 이동 등)

(3) 관련 사고물질 설명: 사고물질의 종류(CAS 번호), 성상과 사고물질의 양 등

(4) 추가사고 가능성 여부: 다른 물질과 혼합될 가능성
사고물질 주변에 있는 물질(반응기, 저장고 등)
공장 내 보관하고 있는 화학물질 정보

## 5 화학사고대응 정보시스템

화학사고대응정보시스템(chemical accident response information system, CARIS)은 화학물질로 인한 사고와 테러가 발생했을 때 대응기관에 화학물질정보와 취급업체정보, 피해예측범위 산정결과 등을 제공하는 정보시스템입니다. "화학물질 안전원 > 화학사고대응정보시스템"에서 CARIS 프로그램을 다운로드하여 사용 가능합니다. 신청서를 다운로드하고 회원가입 후 담당자에게 메일을 보내서 승인받아야 사용이 가능합니다. 비공개 소프트웨어이기에 화학사고대응 유관기관에서만 사용이 가능합니다.

## 6 사고상황 공유 앱

화학사고 발생 시 화학사고 종합상황실과 환경부, 소방과 경찰, 군, 지자체 등 현장대응 요원들이 정보공유와 피해예측범위, 방재방법 등 정보를 제공하기 위해 개발된 어플리케이션입니다. (2023년 기준 1,000여 개 유관기관에서 2,400여 명의 사고대응요원이 사용 중입니다.)

# 화학물질의 특성 및 정보 확인이 중요합니다

## 1 화학사고 노출 시 행동 요령

(1) 사업장, 화학물질 운반차량 주변에서 연기 또는 폭발음, 냄새가 나거나 눈, 피부가 따가울 경우 신고합니다.

(2) 신고 시 사고위치와 색깔, 냄새, 증상 등을 포함하여 구체적으로 현장상황을 묘사합니다.

(3) 화학사고 현장을 구경하지 말고 최대한 멀리 떨어져야 합니다.

(4) 방독면이 있을 경우 착용하고 없으면 물수건이나 마스크로 입과 코를 막고 피부가 노출되지 않게 합니다.

(5) 나를 중심으로 사고발생지역으로 바람이 불면 바람이 불어오는 방향으로 대피합니다.

(6) 사고발생지역에서 내가 있는 쪽으로 바람이 불 경우에는 직각방향으로 대피합니다.

(7) 독성물질일수록 지면을 타고 확산되기에 가급적이면 높은 곳으로 올라가 대피합니다.

(8) 외부대피가 필요한 경우 실내 및 건물 출입구와 창문을 닫고, 전기와 가스도 가능하면 끕니다.

(9) 실내로 대피할 경우 외부와 연결된 문틈에는 젖은 수간이나 테이프로 막아야 합니다.

(10) 사고장소와 인접한 곳은 화학물질 폭발에 대비해 창문에서 멀리 떨어집니다.

(11) 외부 공기가 통하는 에어컨이나 환풍기, 히터 등의 냉난방 설비는 끕니다. (차량 대피 때도 동일)

(12) 차량을 타고 있다면 공기순환을 내부순환으로 바꾸고 창문도 닫아야 합니다.

(13) 사고지역과 최대한 멀리 떨어지고 사고지역과 가까운 경우 재시동을 주의해야 합니다.

(14) 담당공무원이 주민복귀 방송을 할 때까지는 최대한 안전한 장소에서 대피하여 대기합니다.

(15) 사고지역에서는 노출된 식수나 음식물을 먹지 않고 아무거나 만지지 않습니다.

## 2 화학물질 취급 시 교육/훈련

(1) MSDS 교육: 최초 취급 전 1시간 이상 실시 후 매년 1시간 이상

(2) 특별안전보건교육: 16시간 이상

* 화학사고 노출 시 119 및 화학안전종합상황실(043-830-4120~4)로 신고합니다(24시간 운영). 산업현장 사업주에서는 한강유역환경청(주간: 031-790-2879, 야간 031-790-2590)으로 신고합니다. 지역 별로 신고하는 기관과 연락처가 다르기 때문에 '화학물질안전원 > 화학사고 신고안내'를 참고합니다(QR코드).

▶ QR 코드

## 소량 노출 시 방재 요령

(1) 화학물질의 독성에 따라 안전보호복 Level A~C 등을 선택하여 입습니다. (Level D 제외)

(2) 화학물질의 노출 지점(leak point)을 확인합니다.

→ 화학물질은 배관의 연결부(flange) 부위에서 가장 많이 노출됩니다.

(3) 흘러나온 화학물질이 액체라면, 흡착포나 오일펜스를 통해 벽을 세웁니다.

(4) 화학물질은 폐기할 때도 그냥 버리면 안 되고, 폐기물 봉지에 넣어야 합니다.

(5) 물질의 특성상 섞일 때 화학반응이 일어나며, 발열이 생기는 물질을 같이 버리면 '화재' 위험성이 증가합니다.

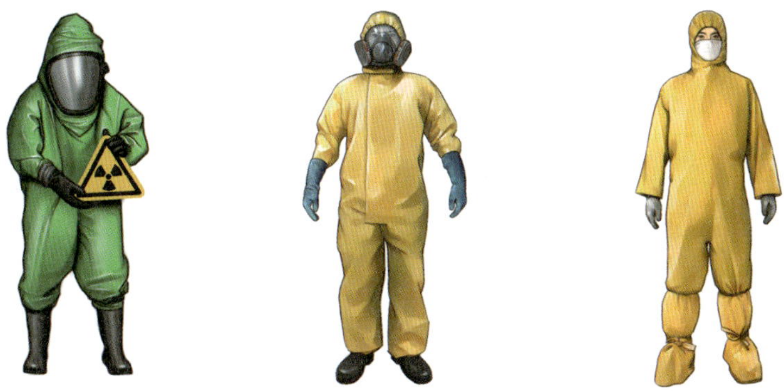

### 응급처치 Point

① 현장으로부터 벗어나 안전을 확보합니다.

② 사업장과 화학물질 운반차량 주변에서 연기 또는 폭발음, 냄새가 나거나 눈, 피부 등이 따가우면 독성가스 또는 화학물질의 누출을 의심해야 합니다.

③ 사고위치와 냄새, 색깔 등 현장상황을 구체적으로 신고해야 합니다.

④ 안전보호구를 착용하지 않은 상태라면 누출 구역으로부터 최대한 멀리 피해야 합니다.

⑤ 신체부위 노출될 경우, 흐르는 물에 10분 이상 씻고, 샤워할 때에는 비눗물로 헹궈냅니다.

⑥ 화학물질이 안구에 튄 경우, 충혈, 눈물, 통증, 시야가 흐릿해질 수 있으니 안과진료가 필요합니다.

⑦ 다수사상자가 발생할 경우, 관리자는 환자중증도 분류를 위한 '현장응급의료'의 적정 장소를 찾습니다.

⑧ 소방서에서 진입할 수 있는 진입로를 확보하고 도착한 후에는 권한을 위임합니다.

11

# 전기에 감전되었을 때

## 감전의 종류

### 1 전기 아크 손상

(1) 1,000 V에서 2~3 cm 정도 펌핑할 수 있어서 3 m 떨어진 사람에게까지 손상을 입힐 수 있습니다.

(2) 일반적으로 3,000~20,000도의 높은 고열을 발생시킵니다.

(3) 지속적인 근육수축과 근육 강직성 경련을 일으킬 수 있습니다.

(4) 아주 강력한 경우 근수축에 의해 골절과 관절 탈구도 일으킬 수 있습니다.

(5) 아크 손상 시 가슴과 위쪽, 얼굴 부위에 화상을 입을 확률이 높습니다.

(6) 아크에 의해 오존이 발생하여 일시적으로 폐기능감소와 폐부종, 출혈 등이 발생할 수 있습니다.

### 2 고전압 손상

(1) 1,000 V 이상을 말하며 심각한 근골격계와 내부장기, 신경계 손상을 일으킵니다.

(2) 아주 짧은 시간, 단 몇 초의 전류 흐름으로도 심각한 손상을 야기할 수 있습니다.

(3) 끊어진 송전선에서는 안전거리를 최소 10 m 이상 유지해야 합니다.

## 3 저전압 손상

(1) 220 V, 380 V, 600 V 등에서 사망사고가 많이 발생합니다.
(2) 400 V가 넘으면 신경과 심근 손상이 흔하게 나타날 수 있습니다.
(3) 저전압 교류는 심장을 직접 자극하여 심실세동, 일시적 심실 무수축 등의 부정맥을 일으킵니다.
(4) 호흡근 마비가 올 수도 있으니 응급상황에 노출될 확률이 높아집니다.

## 감전 시 인체의 반응

(1) 1 mA: 찌릿한 정도
(2) 5 mA: 경련을 일으킴
(3) 10 mA: 불안해짐
(4) 15 mA: 강한 경련을 일으킴
(5) 70 mA: 사망에 이를 수 있음

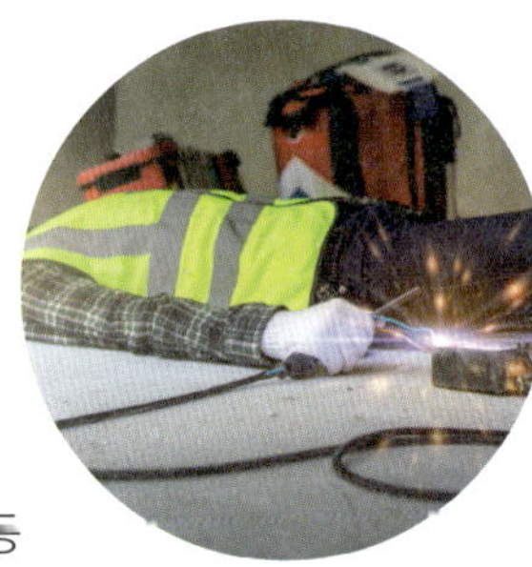

* 밀리암페어(mA)는 전류의 크기를 말하며 가전제품 등에 표현됨

## 관리자가 알아야 할 정보

산업현장에서 전기 작업에 대한 경험이 오래되었더라도 사고는 발생할 수 있습니다. 심지어 작업용 장갑을 착용하더라도 감전되는 경우가 있습니다. 전기실에서 고압선로를 직접 만지기 위해 절연장갑을 착용하지 않는 이상, 땀에 노출되면 언제든지 감전될 수 있으므로 사고를 예방하기 위해 비활선 작업하는 것이 무엇보다 우선되어야 합니다.

만약, 사고로 이어졌다면 그때부터는 시간과의 싸움입니다. 차단기가 내려갔는지, 전원이 차단되었는지 등을 파악한 후 지체 없이 의식을 확인하고, 심정지 상황이 의심되면 '119 신고'와 '가슴압박'을 진행해야 합니다. 의사결정을 못 내리고 시간을 지체하는 동안에 뇌에 산소공급이 안 되어 살더라도 장애가 남을 확률이 높아집니다.

전기화상을 입게 되면 전류가 들어간 쪽과 나온 곳을 확인할 수 있고, 전류가 지나간 장기와 근육, 심부 조직들이 모두 손상될 수 있습니다. 만약, 100 mA 이상의 전류가 흐르면 심장 자체에 산소 결핍 증상이 나타나기도 합니다. 특히, 고압선에 닿아서 추락하는 경우도 있을 수 있어서 골절과 내부 장기 손상을 동시에 확인해야 하기 때문에 화상전문병원의 치료가 필요합니다. 자차이동 말고, 구급차를 타고 병원에 이송되어야 합니다.

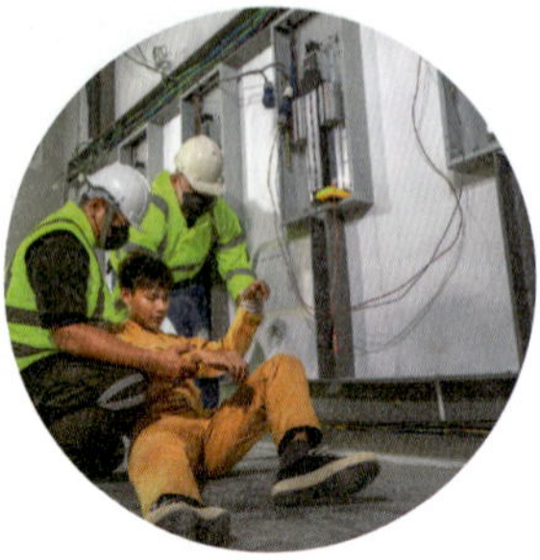

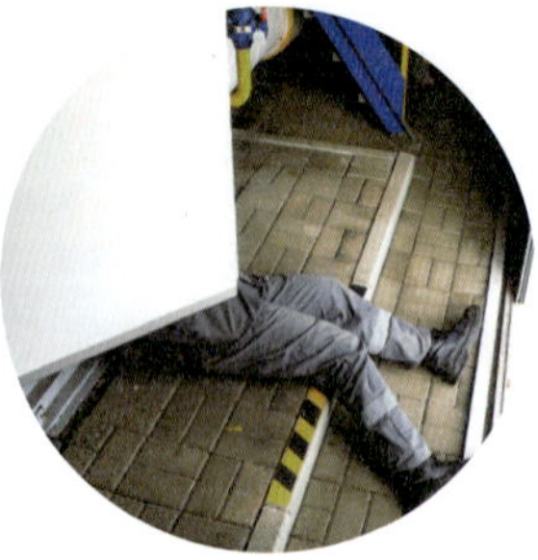

### 응급처치 *Point*

① 현장의 위험성을 확인합니다.
② 차단기가 내려가 있는지 확인해야 합니다.
③ 의식과 호흡이 없는 경우, 119에 신고합니다.
④ 신고 후 즉시 심폐소생술을 시행해야 합니다.
⑤ 분당 100~120회 속도, 약 5 cm 깊이로 가슴압박을 지속합니다.
⑥ 자동심장충격기(AED)가 있다면 가져와서 사용합니다.

12

# 뜨거운 것에 화상을 입었을 때

일상생활에서 발생하는 화상 외에 산업현장에서 발생하는 사고는 다양하고 열의 온도가 높고, 화상의 범위가 넓어서 예후가 좋지 않을 수 있습니다.

## 산업현장 화상사고의 예시

(1) 조선업, 건조 중인 선박 내부의 원인 미상 화재로 인한 화상
(2) 작업 공정 중 펌프나, 탱크, 기계내부 고온의 기름이 누출된 경우
(3) 공정 중 폭발성 가스가 누출되면서 폭발하여 화재가 발생
(4) 핸드그라인더로 절단 작업 중 위험물질이 노출되어 폭발하여 화재가 발생
(5) 소각로 배출구가 막혀 점검 중 고온 소각재가 수조로 떨어지며 수증기 폭발
(6) 절단기 또는 용접기 사용 중 작업복에 불이 붙은 경우
(7) 인화성 액체 사용 중 발생한 화재에 의한 화상
(8) 보일러 수관 교체작업 중 고온, 고압의 스팀에 접촉되어 화상
(9) 폐기물 분리 작업 중 발생한 화재에 의한 화상
(10) 압력솥 또는 압력용기 고온 스팀 및 음식 등에 의한 화상

## 화상의 종류

(1) 1도 화상: 건조하고 붉은색으로 그을린 정도로 압력을 가하면 창백해지며, 3~6일 내에 치유됩니다.

(2) 2도 화상: 피부에 물집이 생기고 붉은 반점이 생기며 통증을 느낍니다. 7~14일 정도 내에 치유됩니다.

(3) 깊은 2도 화상: 물집 아래쪽도 손상이 있고 약 2주 이상의 치료를 요하는데 피부 이식이 필요할 수 있습니다.

(4) 3도 화상: 피부 전층이 손상된 경우로 화상 직후부터 가피가 생기고, 화상부위에 가피제거술이 필요할 정도의 손상을 입으며 가죽 같은 상처는 남되 통증이 없을 수 있습니다.

(5) 4도 화상: 피부 밑 층에 위치한 힘줄, 근육, 뼈까지 화상을 입을 수 있습니다.

## 산업현장 즉시 병원에 가야 하는 경우

(1) 외상이 동반된 화상인 경우

(2) 얼굴이나 관절, 손과 발에 화상을 입은 경우

(3) 광범위한 부위의 3도 화상이 발생한 경우

(4) 연기를 많이 흡입한 경우

(5) 증기나 화염화상, 화학화상을 입은 경우

## 체표면적별 화상 범위

→ 신체부위를 9%로 나눕니다.

Rule of 9's (Adults)

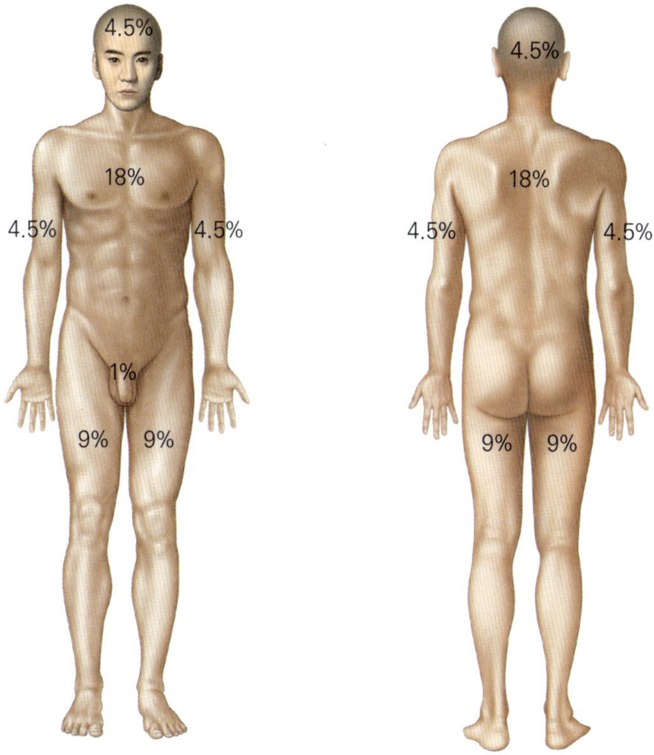


### 응급처치 *Point*

① 환자를 안전한 곳으로 옮깁니다.
② 반지, 팔찌, 시계 등의 장신구와 신발을 제거합니다.
③ 흐르는 물에 상처부위를 10분 이상 씻습니다.
④ 얼음은 조직을 더 손상되게 할 수 있으므로 사용하지 않습니다.
⑤ 물집은 감염될 수 있으므로 최대한 터뜨리지 않습니다.
⑥ 건조하고 깨끗한 천이나 멸균 거즈로 화상 부위를 덮습니다.

13

# 산소가 부족해서 질식되었을 때

화재나 폭발과 함께 질식의 위험성이 있는 장소를 '밀폐공간'이라 부릅니다. 밀폐공간이 되려면, 산소농도가 19.5% 미만이어야 합니다. 산소농도는 탄산가스, 황화수소, 일산화탄소 등 유해물질이 있는 유해가스가 있을 경우 질식의 위험이 있습니다.

## 산소가 부족할 수 있는 상황

(1) 산소농도 범위가 18% 미만, 23.5% 이상인 공기
(2) 탄산가스 농도가 1.5% 이상인 공기
(3) 황화수소 농도가 10 ppm 이상인 공기
(4) 폭발하한 농도의 10%를 초과하는 가연성 가스, 증기 및 미스트를 포함하는 공기
(5) 폭발상, 하한계에 근접한 혼합된 가연성 분진을 포함한 공기

## 질식사고가 발생할 수 있는 상황

(1) 소화설비 점검 또는 보수작업 중 이산화탄소 누출에 의한 질식
(2) 배관 안에 잔존해 있던 질소, 아르곤 가스 등에 의한 질식
(3) 집수조 점검 중 황화수소 중독, 질식
(4) 용접작업 중 배관 내부 산소결핍에 의한 질식

(5) 하수도, 오수관, 맨홀 등 내부 산소부족에 의한 질식

(6) 탱크 내 불활성 가스에 의한 질식

(7) 선박의 부력탱크 내부 작업 중 산소부족으로 질식

(8) 분뇨 집수조 지하피트에 황화수소에 의한 질식

**응급처치 Point**

① 밀폐공간에 유독가스나 독성물질, 불활성 기체등이 있는 경우 어지럼증을 느끼는 정도가 아니라 들어감과 동시에 의식을 잃고 쓰러질 수 있으니 주의해야 합니다.
→ 진입 전 산소농도 측정

② 공기호흡기나 송기마스크 등의 호흡 보호구 없이는 위험한 현장에 들어가지 않습니다.

③ 구조가 된 상황에서 의식이 없는 경우, 심폐소생술을 시행하고 인공호흡도 필요합니다.

④ 구조가 어려운 상황이라면 119에 신고하여 도움을 요청합니다.

⑤ 고농도의 산소처치가 필요하며, 고압산소치료가 가능한 병원으로의 이송이 중요합니다.

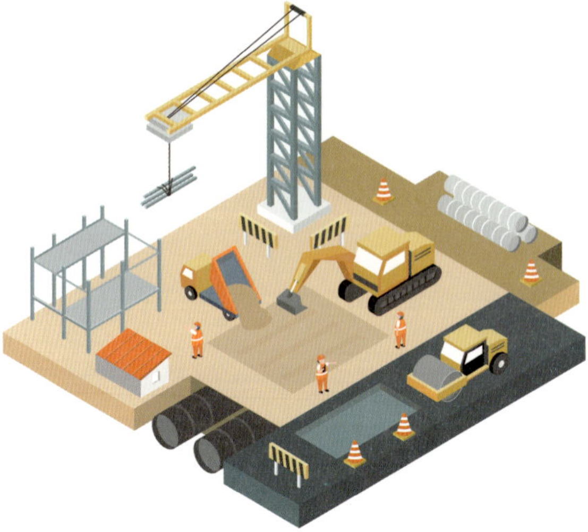

CHAPTER 03

# 증상별 응급처치

1 쓰러졌을 때(의식이 없는 경우)
2 쓰러졌을 때(의식이 있는 경우)
3 경련을 일으킬 때
4 허리통증이 있어서 움직이기 불편할 때
5 몸에 마비증상이 있을 때
6 호흡곤란이 지속될 때
7 구토나 설사가 지속될 때
8 열이 높아서 몸이 뜨거울 때
9 추위에 노출되어 체온이 낮아졌을 때

1

# 쓰러졌을 때(의식이 없는 경우)

## 의식, 반응, 호흡이 없으면 심폐소생술 시작!

심장이 멈추는 경우는 생각보다 다양합니다. 가장 많은 원인은 혈관 문제로 인한 '급성 심근경색증'입니다.

### 1 심정지의 다양한 원인

(1) 혈량이 부족해진 경우(출혈량 많은 경우)

(2) 산소가 부족한 경우(저산소증)

(3) 산증(acidosis)

(4) 저체온증

(5) 심근경색

(6) 가슴외상(심장눌림증, 긴장성 기흉)

(7) 독성물질 노출 시

(8) 피 속 칼륨 농도의 변화(고칼륨혈증, 저칼륨혈증)

## 2 심폐소생술 방법

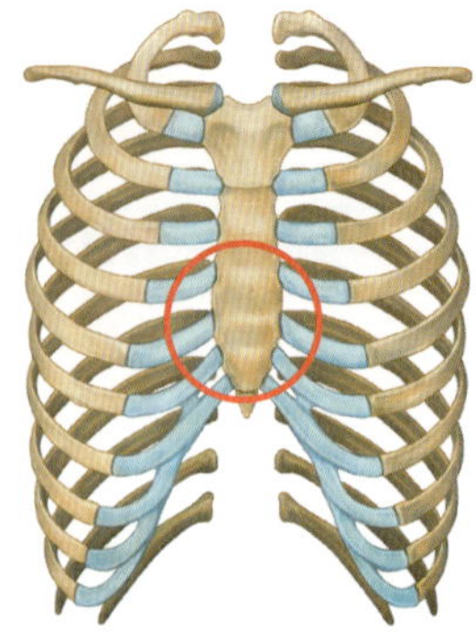

(1) 양쪽 어깨를 두드려서 반응을 확인합니다.

(2) 반응이 없으면 119에 신고합니다.

(3) 숨을 쉬는지 호흡을 확인합니다.

(4) 가슴뼈 정중앙의 아래 절반 부위를 힘껏 누릅니다(약 5 cm).

(5) 분당 100~120회 속도(약 1초에 한 번)로 가슴압박을 지속합니다.

(6) 119 구급대 도착 전까지 지속해야 하며, 힘들 경우 심폐소생술을 할 줄 아는 사람과 교대합니다.

(7) 자동심장충격기를 가져올 경우, 전원을 켜 달라고 말하고 안내음성이 꺼질 때까지 가슴압박을 지속합니다.

1

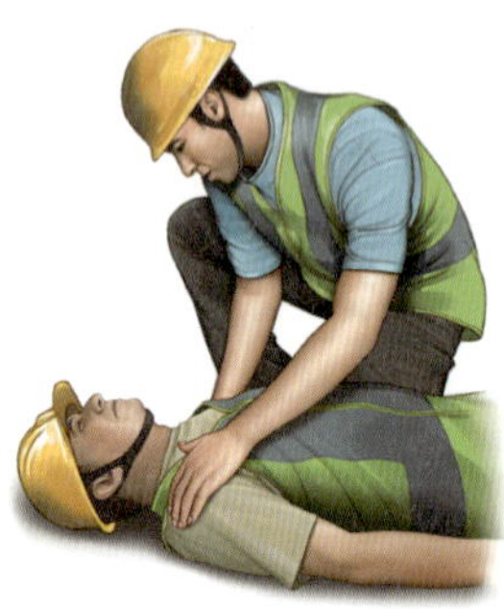

반응 확인 후 신고

2

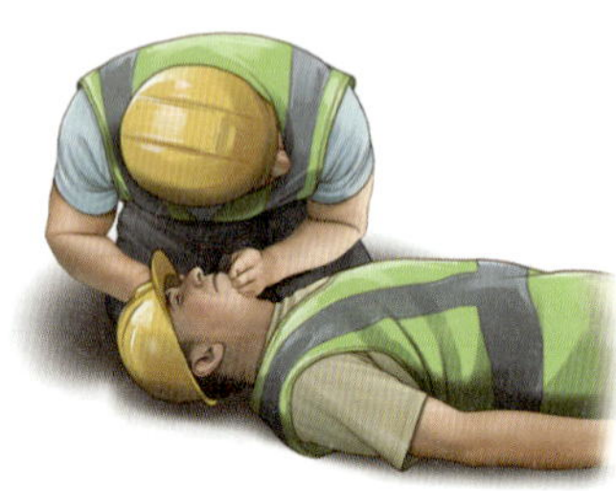

호흡 확인

3

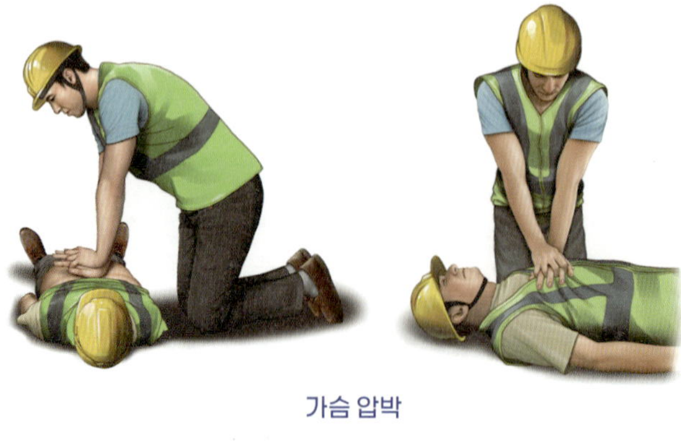

가슴 압박

### 3 자동심장충격기의 사용

(1) 전원을 켜고 두 개의 패드를 붙입니다.

(2) 심전도 검사를 할 때에 가슴압박 하던 손을 뗍니다.

(3) 전기충격이 필요하다는 음성이 나오면 환자와 접촉한 사람이 없음을 확인하고 충격버튼을 누릅니다.

(4) 지체 없이 가슴압박을 지속합니다. 보통 속도에 맞춰서 음성안내가 나오니 따라 하면 됩니다.

(5) 다시 심전도검사를 하고, 필요시 충격버튼을 누르고 가슴압박을 반복합니다.

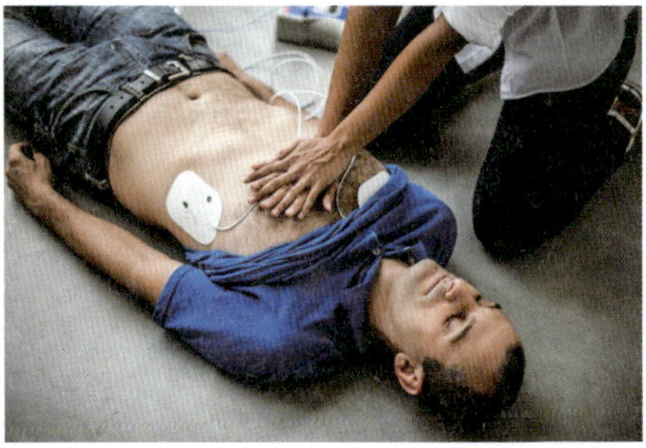

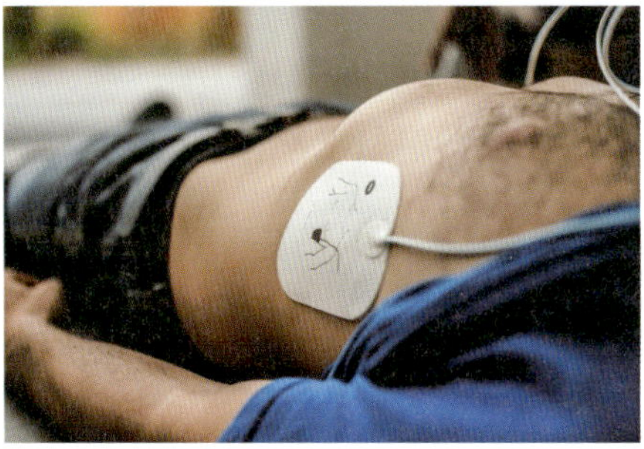

2

# 쓰러졌을 때(의식이 있는 경우)

## 잠시 의식을 잃고 쓰러지는 '실신'

뇌로 가는 혈류가 줄어든 경우, 산소와 당이 부족해져서 의식을 잠시 잃을 수 있습니다. 생각보다 우리 일터에서 자주 볼 수 있습니다. 대부분은 쓰러진 다음, 비교적 짧은 시간 후에 다시 의식이 돌아오는 경우가 많아서 별일 아니라 생각할 수 있습니다. 하지만 생명이 지장이 있거나 장애가 생길 만큼 위험한 경우도 있기 때문에 주의해야 합니다.

### 1 쓰러짐(실신)이 발생하는 상황

(1) 두통이 심하거나 어지럽고 시야가 흐려지는 경우

(2) 가슴이 두근거리는 증상이 동반된 경우

(3) 오랜 시간 앉아 있다가 갑자기 일어선 경우

(4) 갑작스러운 통증이나 격한 감정이 들 때

(5) 기침을 하거나 복부에 힘이 들어갈 때

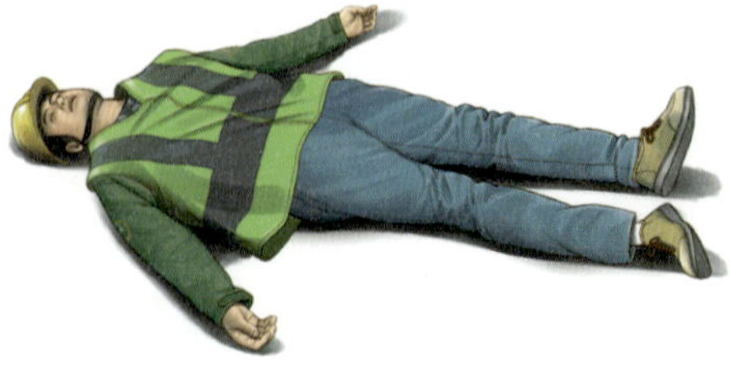

## 2 쓰러짐(실신)에서 응급상황은?

(1) 가슴통증이나 호흡곤란 등의 증상이 동반된 경우

(2) 저혈당이나 심계항진*, 저혈압 등의 증상이 있는 경우

(3) 쓰러짐 증상이 반복적으로 발생하는 경우

(4) 쓰러지고 나서 토할 것 같거나 쓰러질 당시 기억이 안나는 경우

(5) 얼굴의 근육이 안 움직이거나 말이 어눌하게 나오는 경우

(6) 경험해보지 못한 두통이 발생한 경우

(7) 팔, 다리 중 한쪽에 힘이 안 들어가거나 마비가 발생한 경우

### 응급처치 *Point*

① 주변이 안전한지 체크하고, 외상이 발생했는지 확인합니다.

② 꽉 조이는 단추나 벨트는 풀고 편안하게 눕히고 다리를 들어 올리면 도움이 될 수 있습니다.

③ 식은땀을 흘리거나 가슴통증의 여부, 숨 쉬기가 어려운지 등을 확인합니다.

④ 숨 쉬기 불편하다면 앉은 자세가 더 도움이 됩니다.

⑤ 쓰러져서 의식이 돌아오지 않는다면, 호흡이 있는지 확인합니다

⑥ 만약, 반응이 없고, 호흡도 없다면 '가슴압박'을 실시합니다.

⑦ 119에 신고하여 장소와 환자 상태 등을 알립니다.

* 심계항진: 가슴이 두근거리는 비정상적으로 빠르고 불규칙한 심장 박동을 느끼는 증상

3

# 경련을 일으킬 때

## 비정상적인 전기활동이 일으키는 '발작'

우리나라 인구 1천 명당 3.8명 정도 뇌전증을 앓고 있습니다. 여성보다 남성에 더 많습니다. 실질적으로 발작을 하는 도중 검사를 해야 원인을 찾기 쉬운데 병원에 갔을 때는 이미 경련이 멈춘 상태여서 뇌전증의 원인이 밝혀지지 않는 경우가 더 많습니다.

### 1 발작과 경련

(1) 발작: 뇌세포에서 갑작스럽게 발생하는 비정상적인 전기 활동, 운동과 감각, 인지, 행동 등 변화가 생기는 것입니다.

(2) 뇌전증(간질): 발작이 재발되는 상태로 2회 이상 발생할 경우 해당됩니다. 무의식이란 외부 자극에 반응이 없고 바닥에 누워 있는 상태를 말합니다.

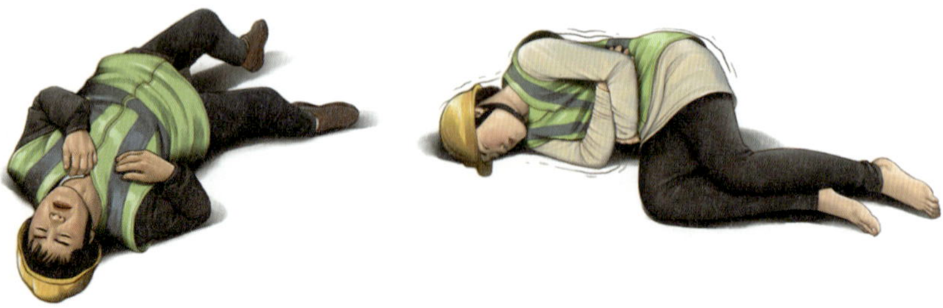

## 2 발작과 실신의 구분

(1) 혀를 깨물었는가?

(2) 전조증상이 있었는가?

(3) 의식 소실로 심리적인 스트레스가 있는가?

(4) 발작 후 의식변화가 있는가?

(5) 어지럽고 땀이 났는가?

→ 이 중 해당사항이 1개 이상이어야 발작에 해당됩니다.

### 응급처치 Point

① 뇌전증을 앓고 있는 경우 발작할 것 같은 느낌인 전조증상을 느끼는 경우가 많습니다.
② 환자 본인은 발작을 할 때의 기억이 없는 경우가 많으므로 불안하고 수치심을 느낄 수 있습니다.
③ 환자가 혀를 깨물지 않게 하려고 손가락을 넣으려 할 수 있는데 절대 하면 안 되는 행위입니다.
④ 발작하는 동안 외상을 입지 않도록 주변에 다칠 수 있는 물건들을 치워 줍니다.
⑤ 발작하는 동안 환자를 억지로 깨우려 하지 말고, 정신이 돌아올 때까지 기다립니다.
⑥ 숨 쉬기 편하게 옷의 단추 또는 넥타이를 맨 경우에 풀어 줍니다.
⑦ 발작이 지속될 경우 119에 신고하여 병원 진료를 받습니다.
⑧ 주변에 지켜보고 있는 사람이 많을 경우 인원을 통제합니다.

# 4

# 허리통증이 있어서 움직이기 불편할 때

## 허리가 아파서 움직이지 못할 수도 있습니다

무거운 물건이나 자재를 들다가 허리를 삐끗하여 움직이지 못하는 경우가 많습니다. 처음에는 허리만 아프고 걸을 수 있다가 움직이지 못할 정도로 통증이 심해질 수 있습니다. 움직일 수 있을 때, 근육이완제 주사만 한번 맞아도 금세 좋아질 수 있는데 통증을 참다가 더 심해지는 경우가 많습니다.

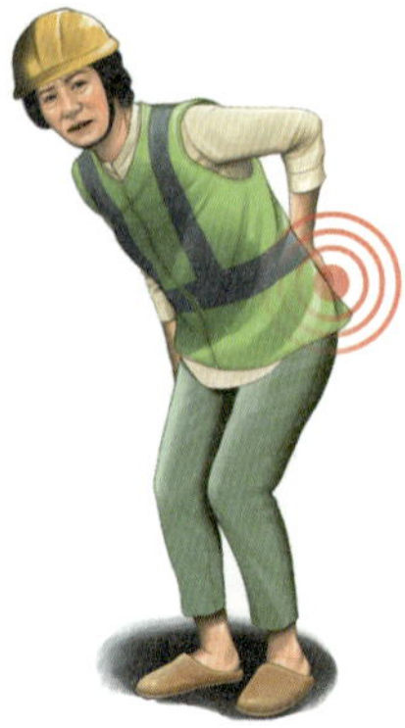

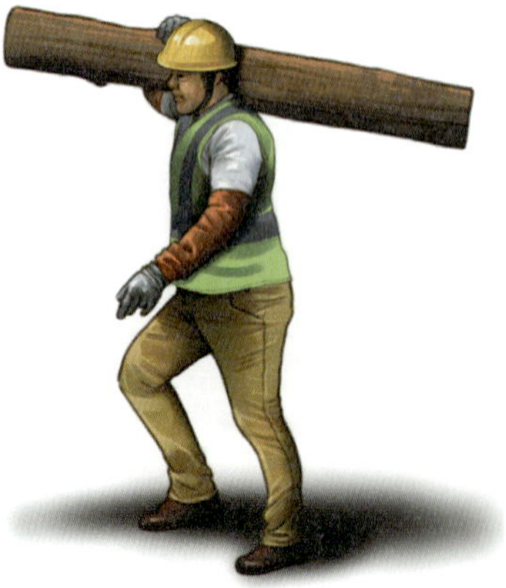

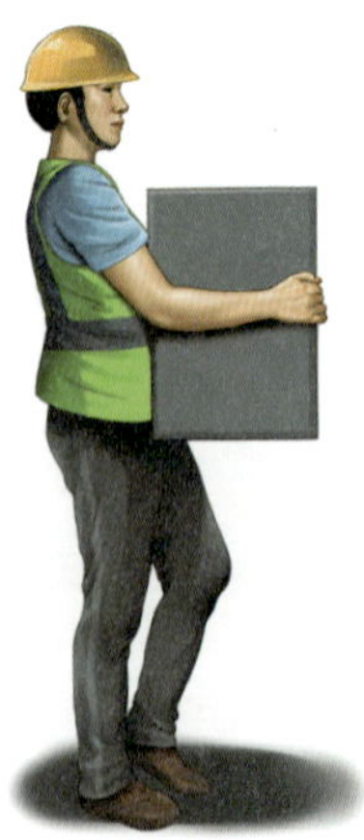

## 허리통증의 원인

(1) 근육통증: 잘 안 쓰던 근육을 무리하게 썼을 때 생기는 증상

(2) 요추 염좌: 허리뼈 주위의 인대가 손상되어 근육 주변이 비정상적으로 수축된 경우

(3) 추간판탈출증: 소위 디스크가 터졌다고 말하며, 추간판 손상 또는 탈출로 인해 신경이 압박 받은 경우

(4) 강직성척추염: 엉덩이 관절염과 척추에 염증이 생기는 병으로 움직임이 둔해지는 경우

### 응급처치 *Point*

① 편안한 자세로 휴식을 취하되 너무 푹신한 곳에 앉지 않는 것이 좋습니다.

② 바닥에 눕고 다리를 베개 또는 의자 위에 올리고 편안하게 쉽니다.

③ 통증이 악화되어 움직이지 못하는 경우에는 119에 신고하여 도움을 요청합니다.

④ 부기를 줄이기 위해서 냉찜질을 하면 통증이 줄어들 수 있습니다.

⑤ 근육의 긴장을 풀기 위해 온찜질 또는 파스를 붙일 수 있습니다.

⑥ 통증 완화를 위해 진통소염제를 복용할 수 있습니다.

⑦ 허리가 삐끗했을 때 보통 3일 정도 아프다가 통증이 사라지면 요추 염좌일 확률이 높습니다.

⑧ 대부분 근육이완제를 맞거나 진통소염제 처방으로 완화될 수 있으니, 아픈데도 참고 계속 일하지 말고, 병원에 가서 진료를 받는 것을 추천합니다.

5

# 몸에 마비증상이 있을 때

## 몸이 마비되면 불안할 수밖에 없습니다

산업현장에서 팔다리가 저리고, 몸이 마비되는 증상까지 보일 경우 '과호흡 증후군'이 생각보다 엄청나게 많은 편입니다. 남성보다 젊은 여성에서 더 많으며, 숨 쉬기 힘들어하고 정신적 요인이 클 수 있습니다. 그보다 더 위중한 사항으로는 혈관 속에 혈전이나 색전, 출혈로 인한 뇌졸중처럼 뇌혈관 질환이 발생한 경우입니다.

### 1 과호흡 증후군

우리 몸 혈관의 동맥 안에는 이산화탄소가 37~43 mmHg 범위가 정상인데, 과도한 호흡으로 이산화탄소가 몸 밖으로 많이 배출하여 나타나는 현상입니다. 심한 스트레스를 받았거나, 폐질환, 심장질환, 신장질환 등으로 몸의 증상과 정신적 증상이 나타날 수 있습니다. 호흡곤란과 함께 팔다리 저림 증상도 보일 수 있습니다.

**응급처치 *Point***

① 환자를 편안한 자세로 앉히거나 눕히고, 주변 환경에서 가능한 위험을 제거합니다.
② 환자에게 천천히 깊게 숨을 들이마시고 천천히 내쉬도록 안내합니다.
③ 코로 숨을 들이마시고 입으로 천천히 내쉬는 방법을 반복합니다.
④ 환자에게 차분하게 말하며, 현재 상태가 큰 위험이 아니며 곧 괜찮아질 것이라는 안심의 말을 해 줍니다. (환자는 숨 쉬기 힘들고, 팔이나 다리가 저리고 마비되는 느낌

으로 불안해할 수 있습니다.)

⑤ 환자를 쾌적한 공기가 잘 통하는 곳으로 이동시키고, 조용하고 편안한 환경을 만들어 줍니다.

⑥ 응급처치 후에도 증상이 호전되지 않거나 심각한 경우, 119에 연락하거나 즉시 가까운 병원으로 이동합니다.

종이봉지나 비닐봉지 등을 사용하여 호흡하게 하는 것은 권장하지 않습니다.

* 호흡기 질환이나 심혈관 질환이 있으면 오히려 증상을 악화시킬 수 있기 때문입니다.

## 2 뇌졸중

뇌졸중의 96%는 급성으로 갑자기 발생하며, 환자에서 팔 마비(69%), 다리 마비(61%)가 흔합니다. 말을 더듬는 등 언어장애(57%), 안면 마비(45%), 안구 운동이상(27%) 등의 증상이 있습니다. 심각한 두통이 있거나, 몸의 한쪽 부분이 무감각하거나 힘이 없는 경우, 말을 이해하기 어렵거나 말이 잘 안 나오는 경우, 서 있기 힘들 정도로 어지러운 경우, 갑자기 눈이 잘 안 보이는 증상이 있는 경우 등에는 빠르게 병원에 가서 진료를 받아야 합니다.

### 응급처치 *Point*

① 갑작스럽게 한쪽 얼굴과 팔, 다리 등에 힘 빠지고 저리거나 마비증상이 있으면 응급실에 갑니다.

② 갑자기 한쪽 시력이 나빠진 것처럼 잘 안 보이거나 경험해보지 못한 심한 두통이 있어도 병원에 갑니다.

③ 뇌졸중이 있는지 알아보기 위해 간단하게 물어보고 지시합니다.

a. 환자에게 위를 쳐다보라고 말하고 치아가 보이도록 미소 지어 보라고 합니다.
→ 한쪽이 비대칭이면 비정상

b. 눈을 감으라고 하고, 팔을 들어 올려 10초 정도 유지하라고 합니다.
→ 한쪽 팔을 떨어뜨리면 비정상

c. 환자에게 이름, 나이, 주소 등을 말해보라고 합니다.
→ 발음이 어눌하거나 다른 말을 하면 비정상

④ 위 증상과 질문의 답이 비정상이면, 119에 도움을 청하거나 응급실이 있는 병원에 가서 진료를 받습니다.

6

# 호흡곤란이 지속될 때

## 호흡곤란은 응급상황입니다

사람이 숨을 잘 쉬지 못하는 증상은 응급상황에 해당합니다. 폐의 기능이 떨어지거나 질병이 있는 경우, 산소가 부족한 환경 또는 심리적 원인도 있습니다. 산업현장에서는 작업현장에 산소가 부족하여 질식의 우려가 있는 경우를 주의해야 합니다.

### 1 산업현장에서 발생하는 호흡곤란의 원인

(1) 밀폐된 공간에서 페인트 작업 중 산소 부족

(2) 황화수소와 암모니아 등이 있는 폐수나 오수 등이 있는 현장에서 작업

(3) 비소 등 발암물질에 노출된 경우

(4) 좁은 장소에 너무 많은 인원이 몰려서 산소가 부족해진 경우

(5) 밀폐된 장소에 불활성 가스를 주입하여 퍼지작업*을 하는 경우

(6) 호흡중추에 영향을 미치는 화학물질에 신체부위가 노출된 경우

(7) 엘리베이터가 멈춰서 안에 갇혀 있는 경우

(8) 화재나 훈소에 의해 연기가 발생하여 흡입한 경우

* 퍼지작업: 저장용기나 반응기 등에 많이 사용되는 방법으로 보호하려는 장치의 주입으로 진공을 파괴하여 제거시키는 방법

## 2 호흡곤란을 일으킨 사고 대응과 예방

(1) 두통을 느끼거나 숨 쉬기 불편한 경우, 신선한 공기가 있는 곳으로 이동합니다.

(2) 환자의 자세는 앉는 게 눕는 것보다 숨 쉬기 편안합니다.

(3) 환자의 옷을 느슨하게 하여 목과 가슴 주변의 압박을 줄여 줍니다.

(4) 환자가 많이 불편해 하는 경우 산소캔이 도움이 될 수 있습니다.

(5) 산소가 부족해진 현장은 질식에 대한 위험성이 남아 있기 때문에 먼저 산소 농도를 측정해야 합니다.

(6) 산소농도 측정기가 없거나 산소가 부족한 경우, 공기호흡기나 송기마스크 등 호흡보호구를 착용해야 합니다.

(7) 호흡과 피부독성을 갖고 있는 화학물질의 경우, MSDS 물질안전보건자료를 통해 특성을 파악합니다.

(8) 작업 전에 독성물질에 대한 안전교육을 진행하고, 질식위험이 있다면 산소 농도를 측정한 후 작업합니다.

(9) 꼭 밀폐된 현장이 아니더라도 일산화탄소나 황화수소 등이 누출될 가능성이 있다면 주의합니다.

### 응급처치 *Point*

① '호흡보호구'를 착용하고 위험한 현장으로부터 빠르게 벗어나야 합니다.

② 근로자가 쓰러져 있다면 산소가 있는 장소로 옮기고 의식이 있는지 확인합니다.

③ 반응과 호흡이 없으면 즉시 119에 신고하고 '심폐소생술'을 시행해야 합니다.

④ 산소가 부족해서 질식에 의한 심정지인 경우, '인공호흡'도 시행합니다.

⑤ 119에 신고하여 치료가 가능한 병원으로 이송해야 합니다.

7

# 구토나 설사가 지속될 때

## 근로자 중 많은 개인질병의 유형인 '복통'

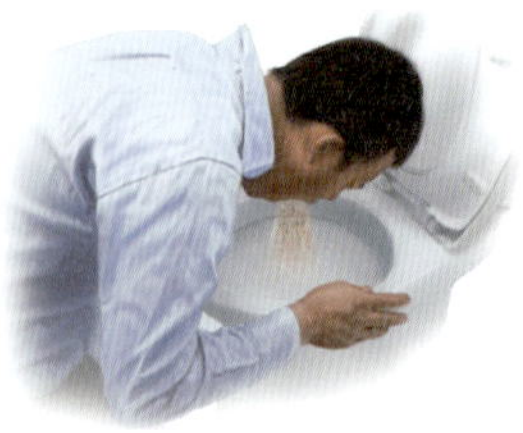

(1) 설사는 박테리아 또는 바이러스 등에 의한 식중독과 위장염이 흔한 원인이 됩니다.

(2) 장염이 있을 때, 주로 설사를 많이 하지만 설사 없이, 구토를 계속 하는 경우도 있습니다.

(3) 전일 먹은 음식 중에 상하거나 날 것을 먹었을 경우, 탈이 났을 수 있습니다.

(4) 24시간 이상 설사가 지속되고 열이 나면 탈수 증상이 올 수 있습니다.

(5) 노로 바이러스에 감염된 경우 12~48시간 동안 잠복기를 거쳐 갑자기 오심, 설사, 구토가 동반됩니다.

(6) 배가 아프고 설사, 구토가 지속되면 커피나 주스 등의 음료는 피해야 합니다.

(7) 변비가 지속되거나 방귀가 안 나와서 배가 아픈 경우도 많습니다.

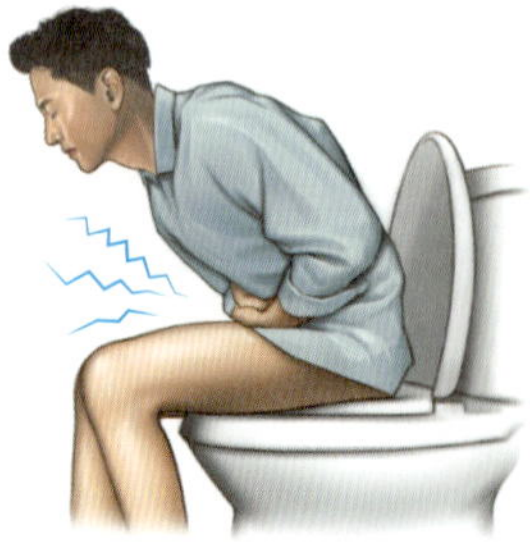

(8) 여성 근로자의 경우, 생리통이나 골반염 등으로 복통을 느끼는 경우도 있습니다.

(9) 설사가 지속되는데 소화제를 잘못 복용하는 경우가 많습니다. 설사에는 '지사제'를 복용해야 합니다.

### 응급처치 Point

① 근로자에게 구토를 몇 번했는지, 혹시 상한 음식을 먹었는지 물어볼 수 있습니다.
② 탈수가 되지 않게 물을 마시고, 자극되는 음식이나 유제품, 커피 등을 먹지 않습니다.
③ 탈수가 너무 심한 경우에는 수액처치가 필요하므로 병원 진료가 필요합니다.
④ 설사를 하는 동안 장 운동이 증가하고, 바이러스와 세균, 기생충 등이 원인이 됩니다.
⑤ 노로 바이러스의 경우, 화장실을 10번 이상 계속 갈 수 있으므로 정상적인 근로가 어렵습니다.
⑥ 설사가 지속되면 설사를 멈추게 하는 '지사제'를 복용해야 합니다.
⑦ 설사가 멈출 때까지 되도록 음식은 피하고, 따뜻한 물을 먹으며 휴식을 취합니다.
⑧ 일하기 어려울 정도로 몸에 힘이 없고, 증상이 지속되면 병원에 가서 진료를 받습니다.

8

# 열이 높아서 몸이 뜨거울 때

## 폭염 시 나타날 수 있는 열 증상과 처치

여름철 폭염에 노출되는 옥외작업 등 폭염경보는 체감온도 35도 이상(2일 지속)입니다. 무더운 시간대(14~17시) 옥외작업을 하는 경우 그늘에서 휴식할 수 없는 경우 주의해야 합니다. 체온이 1도 상승할 때마다 기초대사율은 10~12% 정도 올라가며, 산소소모율은 13%, 분당 심박수는 15회 정도 올라갑니다.

### 1 열손상(heat injuries)

신체가 과도한 열에 노출되어 발생하는 다양한 형태의 손상을 의미합니다. 열손상은 주로 고온 환경에서 장시간 활동하거나, 적절한 수분 보충 없이 격렬한 신체 활동을 할 때 발생할 수 있습니다.

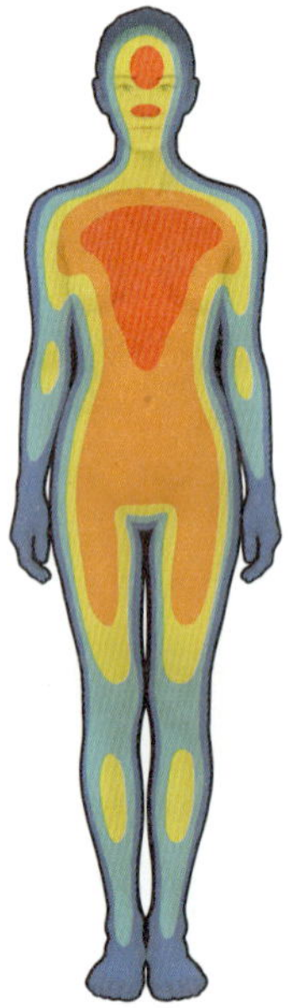

열손상의 종류로는 열사병, 열탈진, 열실신, 열경련 등이 있으며 체온이 높아지면서 체표면의 혈액량이 증가하고 손, 발 등이 붓는 열부종이나 땀이 원활히 배출하지 못해 발진이나 물집이 생기는 열발진, 땀띠 등의 증상이 포함됩니다.

응급처치 Point

① 주변이 안전한지 위험요소를 확인합니다.
② 현장이 안전하다면, 최대한 움직이지 않고 발견된 그 장소에 있습니다.
③ 목이 움직이지 않게 머리를 잡고 있습니다.
④ 가장 아픈 부위가 어디인지 물어봅니다.
⑤ 119에 신고하여 보고 들은 것을 전달합니다.
→ 정확한 장소, 환자의 상태에 대한 정보
⑥ 심각성에 따라 열경련, 열피로, 열탈진, 열사병 등으로 분류할 수 있습니다.

## 2 열사병(heat stroke)

(1) 체온을 조절하는 신경계가 기능을 잃어버린 심각한 질환입니다.
(2) 장기손상과 기능장애가 발생할 수 있고, 사망할 수 있는 위험한 열손상입니다.
(3) 의식장애와 혼수, 심한 두통과 오한, 빠른 호흡과 맥박, 저혈압 등이 발생할 수 있습니다.
(4) 혼수와 발작, 횡문근융해증, 급성호흡부전증후군, 심근손상, 간손상과 췌장 손상 등 합병증이 생길 수 있습니다.

## 3 열탈진(heat exhaustion)

(1) 의식은 있으며, 중심체온이 40도 이하이며 탈수 및 전해질 불균형이 있는 경우를 말합니다.
(2) 피로, 어지럼증, 무력감, 두통, 근육경련, 구토 등의 증상이 있습니다.
(3) 차고 축축하며 창백한 피부가 특징입니다.
(4) 열이 심하게 나지 않습니다.

## 4 열실신(heat syncope)

(1) 열이 높아 체온조절 기능이 손상되어 열 발산 기능이 저하됩니다.
(2) 중심체온이 40도 이상 높아지며 의식변화가 시작되고 졸리거나 의식불명 상태가 될 수 있습니다.

(3) 일시적인 의식소실과 어지럼증 등이 동반될 수 있습니다.

(4) 따뜻하고 건조한 피부가 특징입니다.

## 5 열경련(heat cramp)

(1) 땀을 많이 흘린 경우 근육의 수분과 염분이 손실되어 경련이 발생합니다.

(2) 체내 염분, 마그네슘, 칼륨 등 무기질이 부족하여 발생합니다.

(3) 고온 환경에서 운동 또는 일을 한 경우 발생할 수 있습니다.

(4) 어깨, 허벅지, 종아리 등 부위에 주로 발생합니다.

### 응급처치 Point

① 환자를 그늘지고 시원한 장소로 옮깁니다.

② 환자의 옷을 벗기고 몸에 시원한 물을 바르거나 부채질해 줍니다.

③ 의식이 있는 경우, 시원한 물이나 이온 음료를 마시게 하여 수분을 보충합니다.

④ 경련을 일으키는 경우, 해당 부위를 마사지하고 30분 안에 증상이 회복되지 않으면 병원으로 이동합니다.

⑤ 의식이 없거나 열사병 증상이 있는 경우, 즉시 119에 신고하고 병원 진료를 받습니다.

9

# 추위에 노출되어 체온이 낮아졌을 때

## 저온에 노출되어 발생하는 저체온증(hypothermia)

저체온증은 몸의 전체가 저온에 노출되어 발생합니다. 우리 몸은 36.5도가 정상 체온인데 중심체온이 35도까지 떨어질 경우 저체온증이라 말합니다. 저체온은 1차와 2차로 나눌 수 있으며 열생산의 감소, 열 소실의 증가, 체온조절 장애 등이 원인이 됩니다.

### 1 저체온증의 종류

(1) 일차성: 극심한 추위를 극복하기 위해 몸에서 열을 발생시킬 때

(2) 이차성: 기저질환과 연관되어 발생하는 경우, 따뜻한 환경에서도 저체온증이 생길 수 있습니다.

### 2 체온별 저체온증의 증상

(1) 36.5~37도: 정상 체온, 면역력 상승

(2) 36도: 추위를 느끼며 몸이 떨림

(3) 35도: 몸이 떨리고, 호흡과 혈압이 증가

(4) 34도: 몸이 떨리고, 배설장애가 생길 수 있음

(5) 33도: 근육이 강직되고 환각이 나타남

(6) 31도: 의식이 저하되거나 의식불명 상태가 될 수 있음

(7) 29도: 동공 확대

(8) 28도: 심장 기능 정지

(9) 27도: 사망

## 추운 날씨에 발생할 수 있는 동상

### 1 동상의 분류

동상은 합병증 여부에 따라 1~2도로 분류할 수 있고 총 4개의 단계로 분류할 수 있습니다.

(1) 1도: 붉은 반점이 생긴 상태로 부어오르고 통증과 가려움을 느낍니다.

(2) 2도: 물집이 생긴 상태로 심한 통증이 있고 피부가 벗겨지고 출혈이 생길 수 있습니다.

(3) 3도: 피부에 궤양이 생긴 상태로 손상부위가 아프고 감각이 사라지거나 피부가 괴사될 수 있습니다.

(4) 4도: 피부 깊숙이 괴사가 발생한 상태로 뼈와 근육이 손상되어 딱딱하게 굳을 수 있습니다.

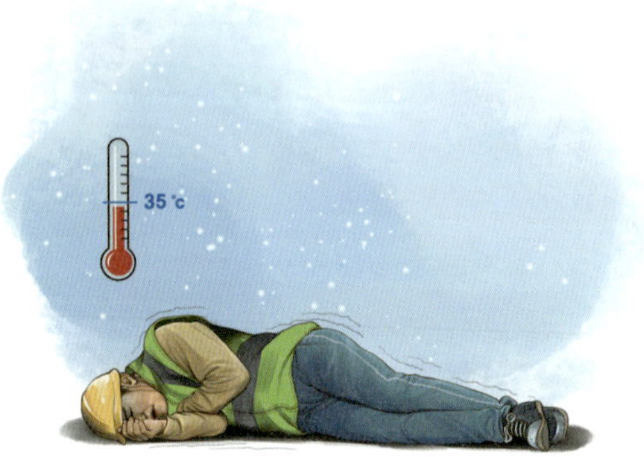


### 2 동창(chilblain, pernio)

(1) 32~35도: 오한, 빈맥, 혈압증가, 과호흡

(2) 28~32도: 오한 소실, 산소 소비량 감소, 의식장애, 느린 맥(분당 맥박 60회 이하)

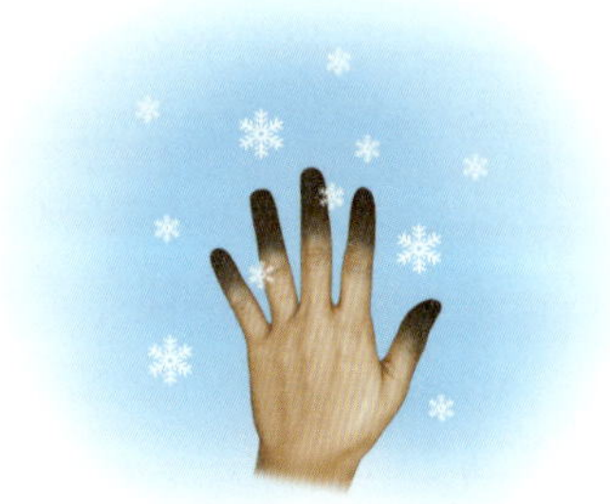

### 응급처치 *Point*

① 따뜻한 환경과 마른 옷, 담요 등을 덮어 체온을 유지시켜 줍니다.
② 따뜻한 음료를 제공합니다.
③ 자세는 수평으로 눕고 움직이지 않는 게 좋습니다.
④ 따뜻한 팩을 제공합니다.
⑤ 동상이나 동창 등 아픈 부위를 따뜻한 물에 20분 정도 담급니다.
⑥ 피부색과 감각이 올라오면 물기를 말리고 상처를 감싸 보호하고, 병원에 이송합니다.
⑦ 의식이 없을 경우, 119에 신고 후 심폐소생술을 시행합니다.

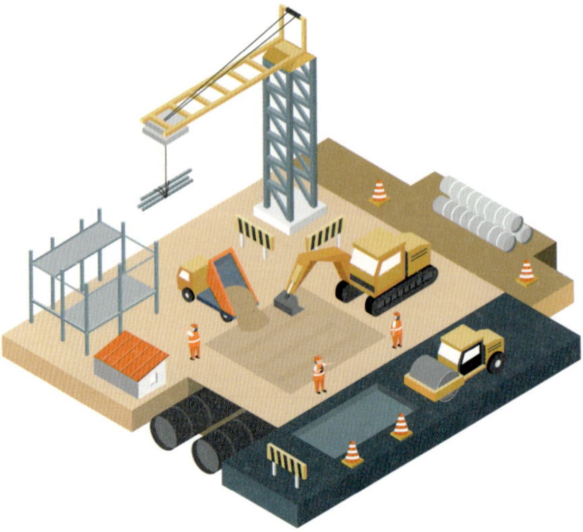

CHAPTER 04

# 사고 예방과 대처

1 개인보호구

2 사고발생의 위험요소

3 현장평가에 필요한 도구

4 외상환자의 초기평가 방법

5 사고초기 생명유지에 필요한 주요 조치법

6 여러 명의 사고자가 동시에 발생한 경우 내처법

7 재난상황 시 관리자가 해야 할 행동 가이드

8 119 신고방법, 상황실 운영 시 프로토콜

1

# 개인보호구

## 개인보호구의 종류

(1) 안전모: 떨어짐 예방
(2) 보호장갑: 절단, 베임, 찔림 예방
(3) 보안경: 파편에 맞음
(4) 안전화: 넘어짐, 부딪힘
(5) 방진마스크: 작업 중 분진
(6) 안전대: 떨어짐 예방
(7) 보안면: 불티 유해광선 주의
(8) 보호복: 화학물질 접촉 방지

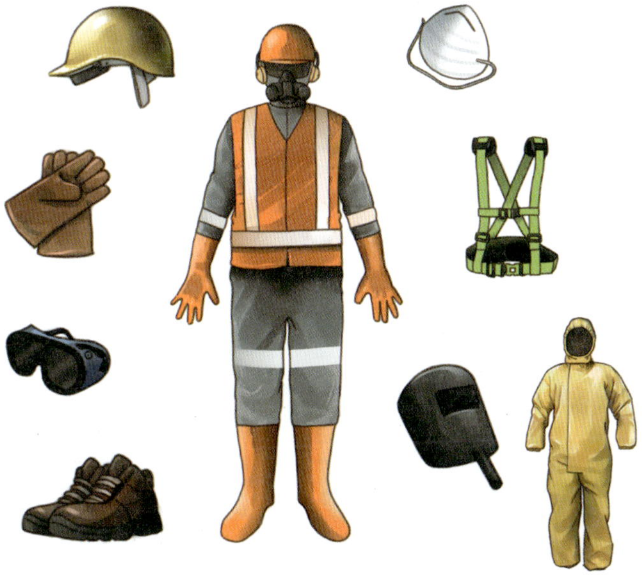

2

# 사고발생의 위험요소

## 산업재해, 아차사고가 발생한 기계 및 장비

산업재해가 발생하거나 사고가 일어날 뻔한 아차사고가 발생한 기계는 위험기계(기구/장비)입니다. 사고발생의 위험요소는 '유해인자'로 부를 수도 있습니다.

### 1 유해인자란?

화재, 폭발, 누출의 위험이 있는 화학물질, 물리적 인자, 감염병, 근골격계 질환을 일으키는 인자 등으로 분류할 수 있으며 이는 유해성, 위험성 분류기준으로 정하고 있습니다.

### 2 전체 산재사망사고의 56.4%에 해당하는 경우

(1) 떨어짐(328명)

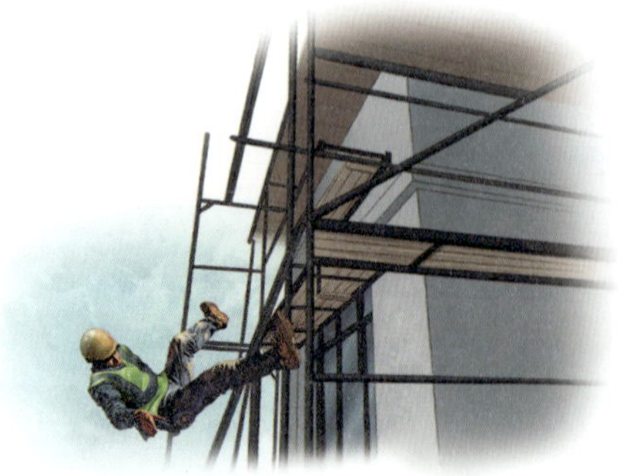

(2) 끼임(98명)

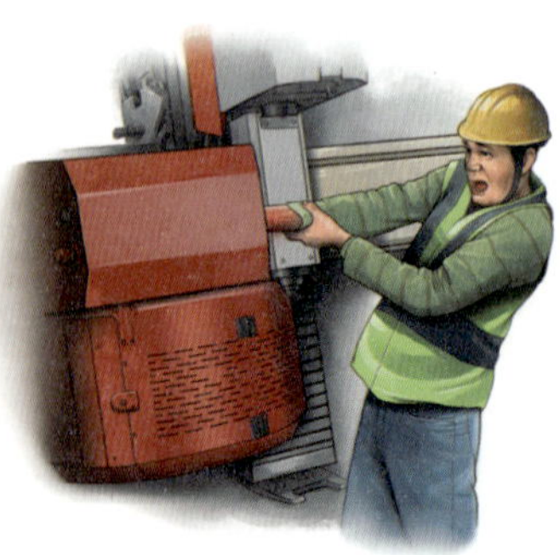

(3) 부딪힘(72명)

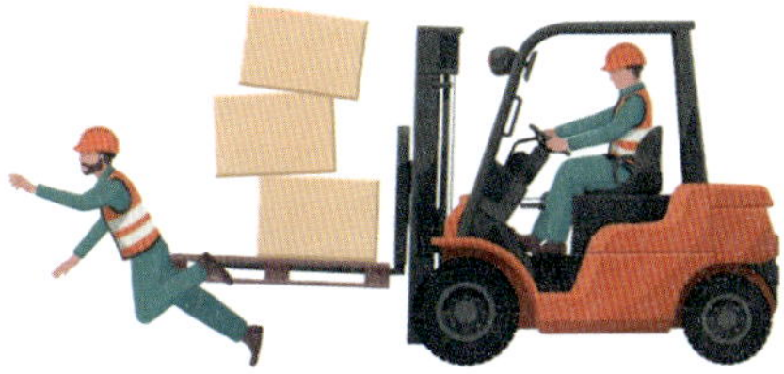

## 3 작업현장의 위험요소

(1) 비계

(2) 지붕

(3) 철골빔

(4) 밀폐공간

(5) 위험물질

→ 폭발성 물질, 물반응성 물질, 산화성 액체, 인화성 가스, 부식성 물질 등

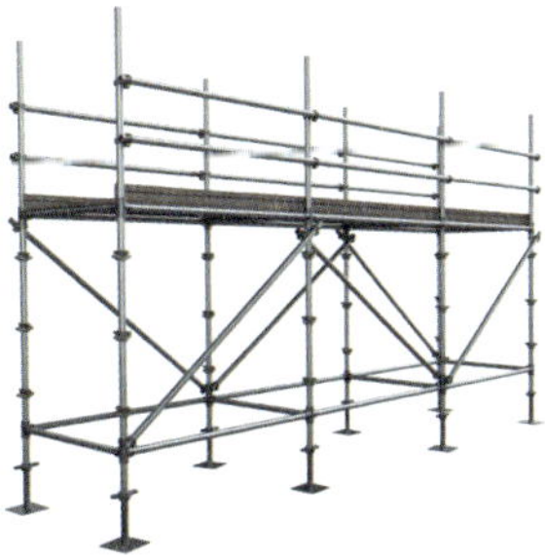

비계

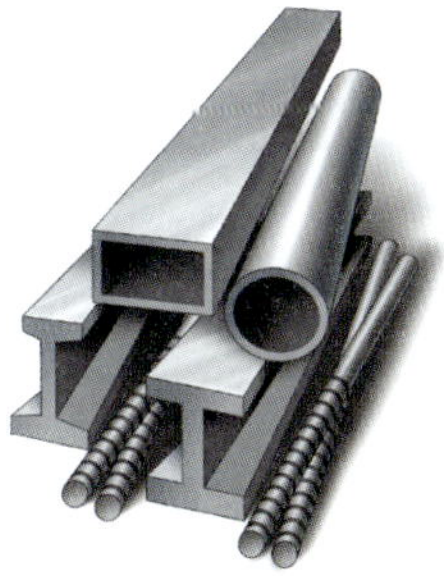

철골, H빔

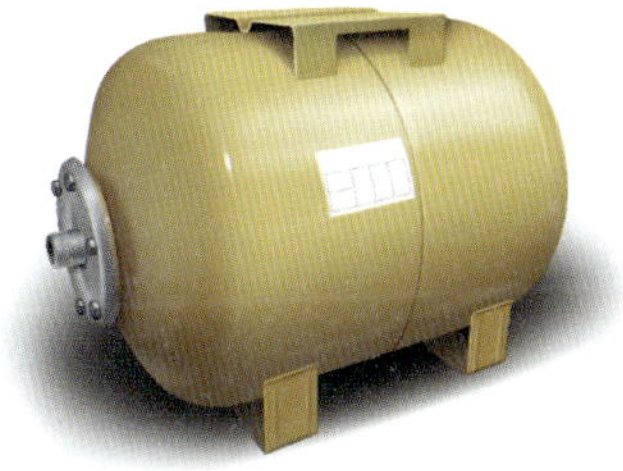

압력탱크, 밀폐구역

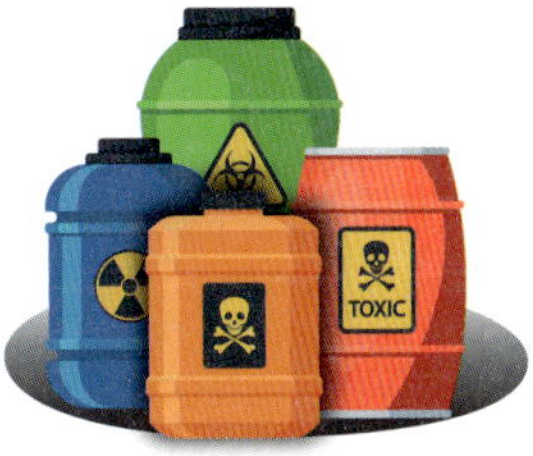


독성물질

## 사고 유형별 원인을 알고 사고를 예방합니다

### 1 끼임사고의 원인

(1) 방호장치가 없는 기계나 설비
(2) 설비의 작업점 부분에서 발생
(3) 기어나 롤러의 말림점
(4) 기계의 회전체
(5) 벨트나 체인의 동력전달부
(6) 면장갑의 착용

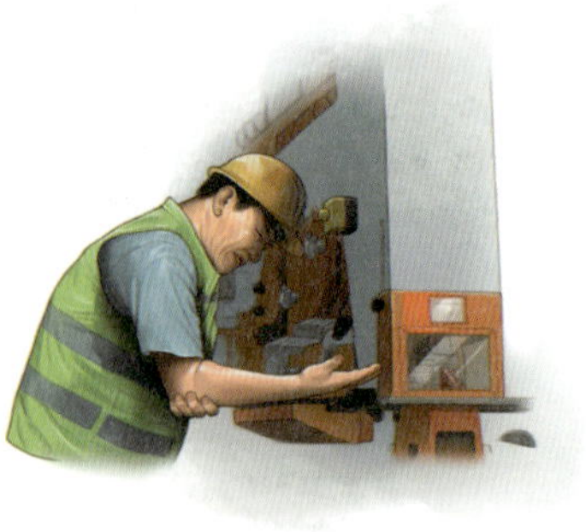

### 2 떨어짐의 원인

(1) 사다리 파손
(2) 사다리에서 미끄러짐
(3) 안전난간이 없거나 안전대 미착용
(4) 작업발판 파손에 의한 떨어짐
(5) 개구부 미인지에 의한 떨어짐

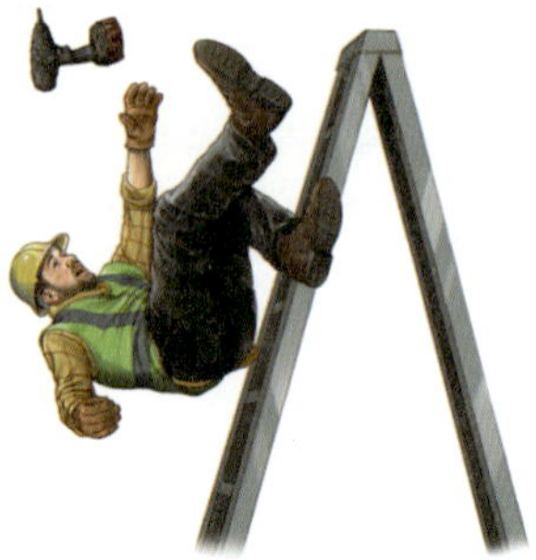

### 3 물체에 맞음과 부딪힘

(1) 지게차와 부딪힘
(2) 크레인 와이어 로프 파손
(3) 달기구 이탈
(4) 산업용 로봇에 부딪힘

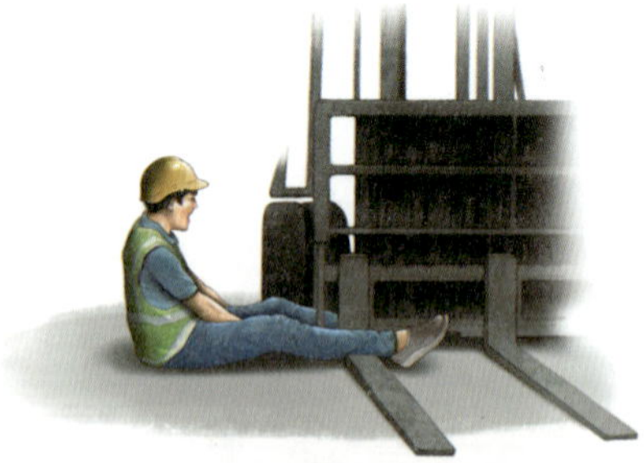

3

# 현장평가에 필요한 도구

## 현장의 위험요소를 파악합니다

사고가 벌어져서 환자가 발생한 현장은 다양한 위험요소들이 존재합니다. 관리자는 순식간에 발생한 사고에 빠르게 대처하여 이차적인 피해를 최소화해야 합니다. 사고가 벌어졌을 때, 어떻게 행동해야 할지 미리 훈련되어 있지 않으면 당황해서 올바른 판단을 내리기 어렵기 때문에 사고 예방은 물론 대처방법도 중요합니다.

### 1 사고현장에서 일어날 수 있는 위험요소 파악하기

(1) 구조물이 파손되면서 떨어짐 사고가 발생한 경우, 이차적인 낙하물이 있는지 확인합니다.

(2) 쓰러진 사람이 감전되었는지, 유해화학물질이나 독성가스 등에 노출되었는지 확인합니다.

(3) 밀폐된 장소 내에서 쓰러진 사람을 발견했다면 구하러 바로 들어가지 말고, 안전보호구를 챙기고 산소농도를 측정해야 합니다.

(4) 가동 중인 장비에 신체가 끼었다면 전원을 끄거나 비상정지버튼을 눌러 장비를 먼저 멈춰야 합니다.

(5) 고온에 노출되거나 화상을 입은 경우, 시원한 물로 빠르게 열을 식혀주어야 합니다.

(6) 화재, 폭발, 화학물질 누출 가능성이 잠재된 경우, 현장에서 빠르게 멀어져야 합니다.

(7) 건물의 일부가 붕괴된 현장에서는 추가적인 붕괴가 될 수 있음을 인지해야 합니다.

(8) 중장비 주변에 가까이 있으면 사고의 위험이 있으니, 2 m 이상 떨어져야 합니다.

(9) 장비나 기계를 반입할 수 있는 셔터 파손 시 떨어질 수 있으므로 보행로를 이용하여 이동합니다.

(10) 배관 작업 시에는 잔존물질이 있는지 확인하고, 물질의 특성도 미리 파악합니다.

## 2 현장의 위험요소를 파악하기 위한 도구

(1) 휴대폰의 앱(app) 활용: 풍량계, 조도계, 소음측정기, 나침반 등 계측기 활용이 가능합니다.

(2) 활선경보기: 전기가 통하고 있는지 간단하게 갖다 대어 활선상태를 확인할 수 있습니다.

(3) 리트머스 시험지: 화학물질의 pH를 확인하여 산성인지 알칼리인지 특성을 확인할 수 있습니다.

(4) 휴대용 LED 렌턴: 적외선 및 호루라기 기능이 포함되면서도 성능 높은 제품들이 많습니다.

(5) 산소농도측정기: 작고 가벼워서 휴대하기 편하고, 밀폐현장에서 산소값을 확인할 수 있습니다.

(6) 거리측정기: 적외선으로 거리가 얼마나 떨어져 있는지 확인할 수 있습니다.

(7) 복합가스측정기: 독성가스의 농도값을 객관적으로 측정하여 위험성을 파악할 수 있습니다.

4

# 외상환자의 초기평가 방법

## 외상환자는 사고 종류에 따라 손상 정도가 다양합니다

### 1 일반인이 할 수 있는 외상환자의 초기평가

(1) 주변이 안전한지 위험요소를 확인합니다.

(2) 화재, 유독가스나 화학물질 노출, 폭발이나 붕괴 등 위험한 경우 안전한 곳으로 이동합니다.

(3) 위험한 상황에서 재해자가 걸을 수 없다면 옷을 잡고 끌기 방법을 사용할 수 있습니다.

(4) 의식이 있는지 확인하고, 가장 아픈 부위가 어디인지 물어봅니다.

→ 말을 할 수 있다면 기도는 확보되었다 볼 수 있습니다.

(5) 숨 쉬기 불편한지 물어보고, 출혈이 있는지 확인합니다.

(6) 팔, 다리의 변형이 있는지 확인합니다.

(7) 높은 곳에서 떨어진 경우, 최대한 움직이지 않도록 하고 목을 고정해 줍니다.

(8) 119에 신고하여 보고 들은 것을 전달합니다.

→ 정확한 장소, 환자의 상태에 대한 정보

### 2 외상의 유형과 특징

(1) 사고현장의 원인에 따라 상처의 특성을 파악할 수 있습니다.

→ 외상은 힘의 방향과 크기, 속도에 영향을 받습니다. 힘의 크기와 속도가 크고 빠를수록 더 많이 다칩니다.

(2) 목과 척추손상을 줄 수 있는 떨어짐(추락), 넘어짐(전도), 부딪힘(충돌) 사고 유형을 파악합니다.

(3) 중증외상의 주요 원인은 차량(52%), 추락과 미끄러짐(40.5%)이 가장 높습니다.

(4) 중증외상 손상부위는 머리(43.6%), 가슴(32.3%), 다리(13.4%) 순으로 많이 다칩니다.

(5) 통증자극에만 반응이 있거나 의식이 없는 경우, 수축기 혈압 90 mmHg 미만, 분당 호흡수 10회 미만 또는 29회 초과 등 하나 이상 해당되는 경우 외상지수는 비정상에 해당됩니다.

### 응급처치 Point

① 기도에 이물질이 있는지 확인합니다.
② 의식이 없는 경우, 이마와 턱을 뒤로 젖혀서 기도를 확보합니다.
→ 단, 높은 곳에서 떨어진 경우는 제외입니다.
③ 머리와 목의 과도한 움직임을 피하고 목(경추)을 고정합니다.
④ 숨 쉬기 불편한지 확인하고 편안한 자세를 취하도록 합니다.
→ 떨어진 환자가 아니라면, 앉은 자세가 숨 쉬기가 가장 편안합니다.
⑤ 몸과 팔다리의 출혈이나 변형이 있는지 확인하고 출혈이 있다면 지혈합니다.
⑥ 변형이 관찰될 경우, 최대한 움직이지 말고 119에 신고하여 도움을 요청합니다.
→ 추가적인 외상이 있는지 확인하고 장소와 환자 상태, 사고의 상황 등을 전달합니다.

5

# 사고초기 생명유지에 필요한 주요 조치법

## 재해자의 생명을 살리는 'ABC(기도/호흡/순환)'

응급처치에서 가장 중요한 나와 동료, 환자의 안전이 확보되었다면, 이제 살리기 위한 노력을 해야 합니다. 산업재해로 인해 생명이 위독한 재해자를 살리기 위한 방법 중 기본은 'ABC(기도/호흡/순환)'입니다.

우선 신속하게 119 신고를 통해 전문적인 처치가 가능한 구급대가 현장에서 환자를 빨리 만날 수 있도록 조치를 취하는 것이 중요합니다. 신고 전에는 꼭 의식이 있는지 없는지 거동이 가능한지 여부를 파악한 후 알려 주면 큰 도움이 됩니다.

### 1 기도 확보(airway)

(1) 사람이 숨을 안 쉬고 살 수 없듯이 기도가 막히지 않도록 조치를 취해야 합니다.

(2) 기도를 개방해 주기 위해 고개를 뒤로 젖히는 것이 좋은 방법입니다.

(3) 단, 높은 곳에서 떨어진 환자에게는 오히려 신경손상을 야기하는 행동이므로 시행하지 않습니다.

## 2 호흡 평가(breathing)

(1) 호흡이 정상적인지 확인하려면 숨 쉴 때 가슴이 오르내리는지 봅니다.

(2) 얼굴이 창백한지, 시퍼렇게 청색증이 있는지 등을 관찰합니다.

(3) 숨 쉬는 소리가 이상한지, 숨을 멈췄다 쉬는지, 빠르게 쉬는지, 쉬지 않는지 등을 확인합니다. 호흡이 빠르고 불규칙하고 얕은 호흡은 쇼크의 증상에 해당됩니다.

## 3 순환 평가(circulation)

(1) 맥박이 있는지 확인합니다. 성인의 정상 맥박수치는 분당 60~100회입니다. 너무 빠르거나 느린 경우, 이상 증상이 나타날 수 있습니다.

(2) 출혈이 있는지 확인합니다. 눈에 보이는 출혈을 먼저 막는 것이 중요합니다. 특히, 머리의 출혈은 외상의 증거이며 뇌출혈의 증상(심한 두통, 편측 마비)이 있으면 빠르게 병원에 가야 합니다.

(3) 피부의 색을 확인합니다. 환자의 피부가 창백하면 쇼크가 발생하거나 추위에 노출된 경우일 수 있습니다. 청색증이 있으면 저산소증을 의미합니다. 피부가 붉은 경우, 열이 나거나, 혈압이 높거나, 일산화탄소 중독 등을 의심해 볼 수 있습니다.

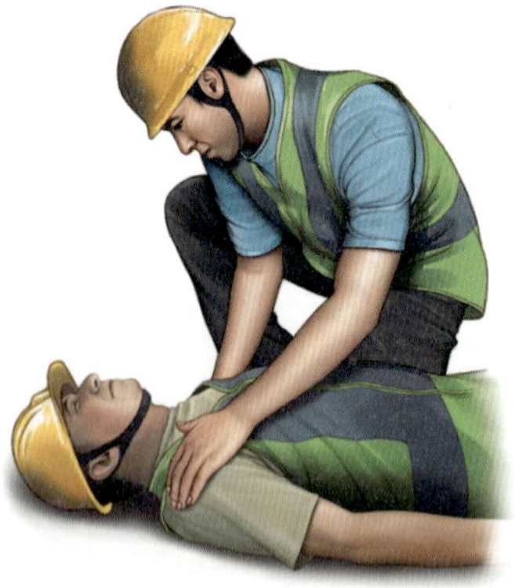

6

# 여러 명의 사고자가 동시에 발생한 경우 대처법

## 여러 명의 환자가 동시 발생하면 어떻게 해야 할까요?

산업현장에서 안전사고가 발생하면 근로자 다수가 동시에 다치는 경우도 생길 수 있습니다. 여러 명이 다치는 사고의 사례들과 대처법을 알아봅시다.

### 1 산업현장에서 여러 명이 다치는 사고 사례

(1) 고소작업대가 넘어지면서 탑승하고 있던 근로자가 동시에 다치는 경우

(2) 천정 상부나 비계 위에 여러 명이 올라갔는데 무게를 견디지 못하고 무너지면서 떨어져 다치는 경우

(3) 밀폐된 공간에 유독가스나 불활성가스 등이 누출되어 다수의 근로자가 질식에 의해 사망하는 경우

(4) 건물이나 가설건물이 붕괴되며 다수의 근로자가 깔린 경우

(5) 화재나 폭발 등으로 인해 다수의 사상자가 발생한 경우

(6) 여러 명의 근로자가 자재 이동 중 전깃줄과 접촉하여 감전사고가 발생하는 경우

(7) 전기작업 중 아크로 인해 다수의 근로자가 전기화상을 입은 경우

(8) 독성가스나 화학물질이 누출되어 다수의 근로자가 흡입하거나 노출된 경우

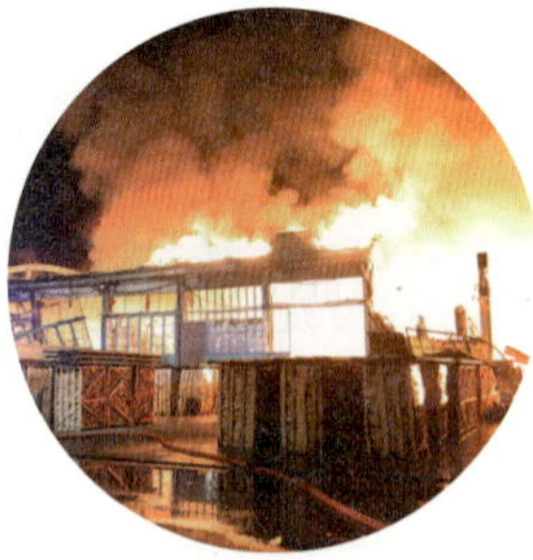
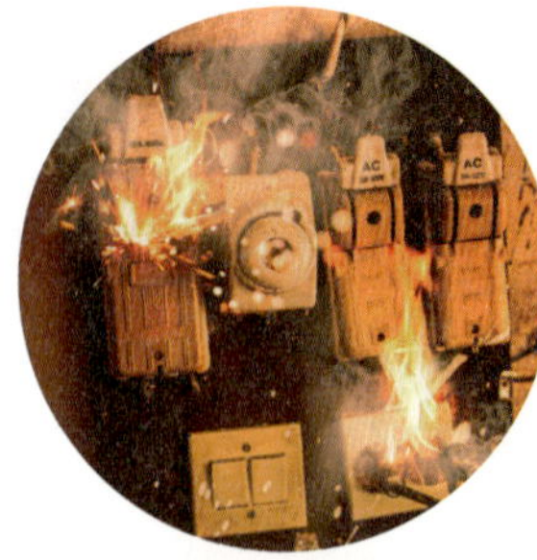
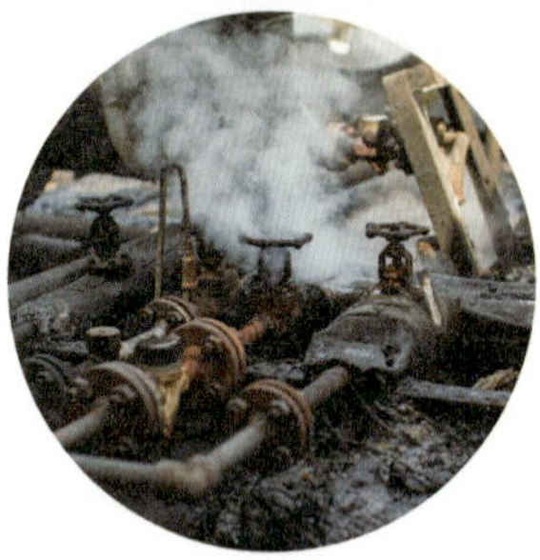
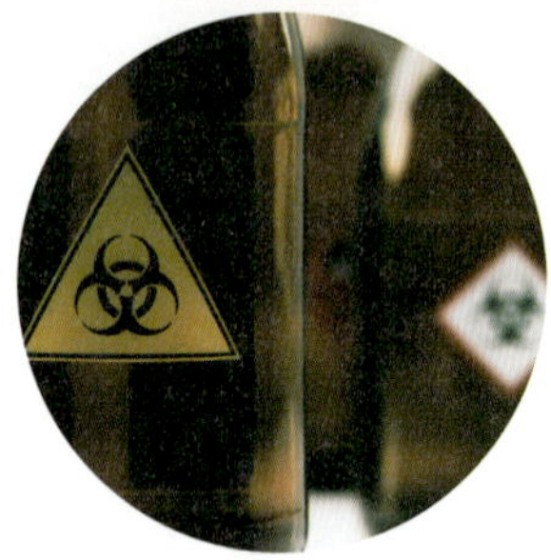

## 2 근로자 다수가 다친 현장을 목격했을 때 대처법

(1) 추가적인 위험사항이 있는지 확인하고, 걸을 수 있는 사람은 밖으로 이동하게 합니다.

(2) 다수 사상자가 발생한 사실을 119에 신고하여 도움을 요청합니다.

(3) 추가적인 사고가 발생할 수 있는지 확인하고, 빠르게 원인을 찾도록 조치합니다.

(4) 화학물질이나 독성가스 누출 시엔 관공서에 신고 조치합니다.

(5) 위험성이 존재하는 현장에 보호구 없이 들어가지 않도록 인원을 통제합니다.

(6) 만약, 안전이 확보된 경우 재해자를 안전한 장소로 옮기도록 합니다.

(7) 소방서에서 사고가 발생한 현장으로 신속하고 정확하게 올 수 있도록 안내합니다.

(8) 관리자는 사고 원인과 피해 규모를 파악하고, 근로자들은 안전한 장소로 대피하도록 돕습니다.

(9) 사고 대응에 대한 권한은 소방서에 위임합니다.

7

# 재난상황 시 관리자가 해야 할 행동 가이드

## 환자가 여러 명이 생기면 재난인가요?

산업현장에서는 여러 명의 사상자가 얼마든지 발생할 수 있습니다. 보통은 수백 명이 다치는 경우는 드물고, 5~100명 미만인 경우가 가능성이 있습니다. 다수 사상자(multi casualty incident)라 부를 수 있는 상황은 보통 25명 미만의 재해자가 발생한 경우입니다. 25~100명 정도의 사상자가 발생한 경우에는 대량 사상자 사고(mass casualty incident)에 해당합니다.

### 1 다수사상자의 구분

(1) 레벨 1: 5~10명 환자로 관할 소방서 구급대로 해결 가능한 정도의 사고 규모

(2) 레벨 2: 11~20명의 환자로 관할 소방서 외 인접 지역의 지원 필요, 레벨별 분산하여 병원 이송

(3) 레벨 3: 21~100명, 다수 소방서 지원 + DMAT팀(Disaster Medical Assistance Team, 재난의료지원팀)* + 신속의료대응팀(보건소) 현장출동

(4) 레벨 4: 101~1,000명, 관할 시도와 인접 모든 병원에 통보, DMAT팀 현장지원 필수

(5) 레벨 5: 1천 명 이상의 사상자 발생, 광범위한 대응과 수습 필요한 재난 상황

---

* DMAT팀(Disaster Medical Assistance Team, 재난의료지원팀): 재난이나 대형 사고가 발생했을 때 현장에 신속히 출동하여 의료 지원을 제공하는 팀이다. 의사, 간호사, 응급구조사, 행정요원 등으로 구성되며 재난거점병원에서 운영한다.

## 2 관리자나 책임자가 할 일

(1) 신속한 119 신고와 예상 피해 규모와 장소 등을 알립니다.

(2) 소방에서 출동한 선착대 차량이 진입할 수 있는 경로를 확보합니다.

(3) 소방서에서 차량이 사고지점으로 들어올 때 안내할 수 있는 인원을 배치합니다.

(4) 구급선착대가 도착하면 환자의 상태에 따라 중증도를 분류합니다.
재난 상황에서는 긴급, 응급, 비응급, 지연 등으로 나눠서 환자를 분류하고 그에 맞춰서 이송합니다.

(5) 현장에서 분류한 분류표대로 현장응급의료소로 이동하는데 관리자나 책임자는 이 장소를 선정할 때 도움을 주어야 합니다.

(6) 현장 응급의료소는 사고현장과 가깝고 안전이 확보된 장소여야 합니다. 분류된 환자를 들것으로 옮겨서 2차 분류 후 병원 이송이 필요하기 때문입니다.

(7) 구급차들이 환자를 태우고 병원으로 이송하기 위해 나갈 수 있도록 차량 순환이 가능한 곳이 좋으며, 외부에 천막을 설치할 수 있으나 공간이 확보되면 건물 안도 상관없습니다.

## 3 중증도 분류

(1) 긴급

(2) 응급

(3) 비응급

(4) 지연

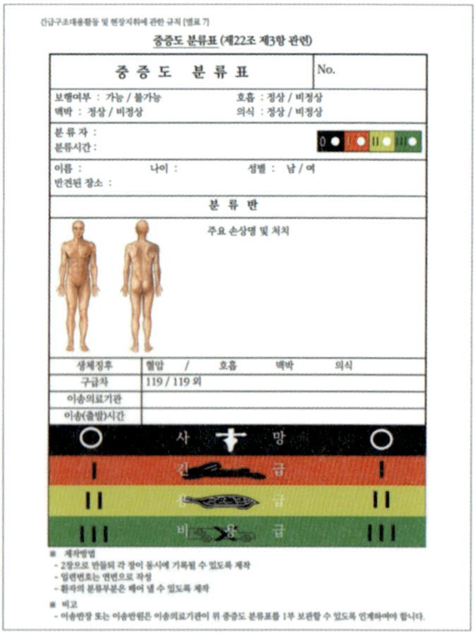

긴급구조대응활동 및 현장지휘에 관한 규칙 [별표 7]

중증도 분류표 (제22조 제3항 관련)

중 증 도 분 류 표 | No.

보행여부 : 가능 / 불가능 호흡 : 정상 / 비정상
맥박 : 정상 / 비정상 의식 : 정상 / 비정상

분 류 자 :
분류시간 :

0 I II III

이름 : 나이 : 성별 : 남 / 여
발견된 장소 :

분 류 반

주요 손상명 및 처치

| 생체징후 | 혈압 / 호흡 맥박 의식 |
|---|---|
| 구급차 | 119 / 119 외 |
| 이송의료기관 | |
| 이송(출발)시간 | |

○ 사 망 ○
I 긴 급 I
II 응 급 II
III 비 응 급 III

※ 제작방법
- 2장으로 만들되 각 장이 동시에 기록될 수 있도록 제작
- 일련번호는 연번으로 작성
- 환자의 분류부분은 떼어 낼 수 있도록 제작

※ 비고
- 이송반장 또는 이송반원은 이송의료기관이 위 중증도 분류표를 1부 보관할 수 있도록 인계하여야 합니다.

중증도 분류표

8

# 119 신고방법, 상황실 운영 시 프로토콜

## 안전사고가 생겼을 때, 119 신고하는 법과 상황실 운영 프로토콜

119 신고할 때에는 시간과 연락처는 상황실에서 자동으로 인식할 수 있습니다. 단, 정확한 위치를 파악하기 위해 휴대폰의 '위치정보' 권한을 요청할 수 있습니다.

### 1 119 신고 요령

(1) 위치(location): 정확한 장소 전달이 가장 중요합니다.

(2) 정보(information): 환자 발생원인이 사고인지, 질병인지 알려 줍니다.

(3) 상태(condition): 환자가 의식이 있는지, 움직일 수 있는지 등을 알려 줍니다.

**예시** 여기는 지금 OOO공장 #1 반입구 부근인데 작업자가 크레인 위에서 떨어져서 쓰러져 있어요! 다치신 분은 40대로 보이는 남성분인데 오른쪽 다리를 많이 아파하세요.

## 2 다양한 119 신고 방법

(1) 휴대폰으로 신고내용을 문자로 입력한 뒤 전화번호에 '119'를 적고 전송하면 신고가 됩니다.

(2) 환자가 응급상황인지 아닌지 파악이 어렵다면, '119'를 누르고 영상통화를 누르면 화면을 보면서 신고하여 도움을 받을 수 있습니다.

(3) 119 신고 앱(app)을 통해서도 신고가 가능하며 화재신고인지, 구조/구급신고인지 구분하여 터치로 신고할 수 있고 정확한 위치추적이 가능하여 도움이 될 수 있습니다.

## 3 상황실 근무자의 응급환자의 신고 접수

(1) 환자의 발생 장소(건물 이름, 층수, 정확한 위치)

(2) 환자의 상태(의식 유무, 거동 가능 여부)

(3) 환자 수와 성별

(4) 환자 발생 경위(안전사고, 개인 질병)

(5) 환자 발생 시간, 이름과 연락처

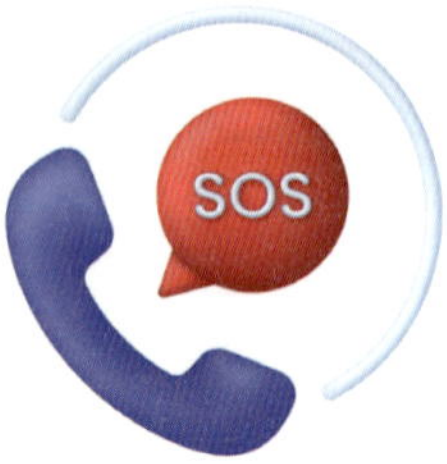

CHAPTER 05

# 산업현장에 갖춰야 할 응급의료장비

1 의식이 없는 사람의 기도를 확보하는 방법
2 경련을 일으키는 환자의 입에 손을 넣지 마세요
3 인공호흡이 필요할 때, 포켓마스크
4 건설현장에는 경추보호대를 비치하세요
5 사용과 보관이 편한 골절 처치 도구
6 고정이 필요 없는 압박붕대, 자가점착붕대
7 머리가 다쳤을 때, 스터키넷
8 출혈이 멈추지 않을 때, 지혈대
9 접이식 들것 대신, 분리형 들것
10 체온을 보존할 때, 우주담요
11 화재현장에서 연기를 흡입했다면
12 응급처치에 얼음 구하기 힘들어요
13 가슴압박을 대신하는 '기계식 심폐소생술 장치'
14 환자 상태 파악에 도움되는 '맥박식 산소포화도 측정기'
15 감전을 예방하는 '비접촉식 검전기'

1

# 의식이 없는 사람의 기도를 확보하는 방법

## 의식이 없을 때에는 혀가 기도를 막아요!

의식이 없는 사람은 혀가 뒤로 처져서 기도를 막을 수 있습니다. 기도가 막히면 숨을 쉴 수 없어서 뇌에 치명적인 손상을 입힐 수 있습니다. 따라서 머리와 턱을 뒤로 젖혀주면서 기도를 열어주되 기도기를 입안에 삽입하여 혀를 들어 올릴 수 있습니다. 다만, 일반인이 기도기를 삽입하는 것은 숙련되지 않았기 때문에 기도를 젖혀주는 것만으로 도움을 줄 수 있습니다.

### 1 기도를 확보하는 방법

머리 기울임 – 턱 들어 올리기(head tilt – chiin lift maneuver): 인공호흡을 할 때 기도를 확보하는 방법으로 많이 쓰입니다. 단, 높은 곳에서 떨어진 환자에게는 경추에 손상을 줄 수 있으므로 사용하지 않습니다.

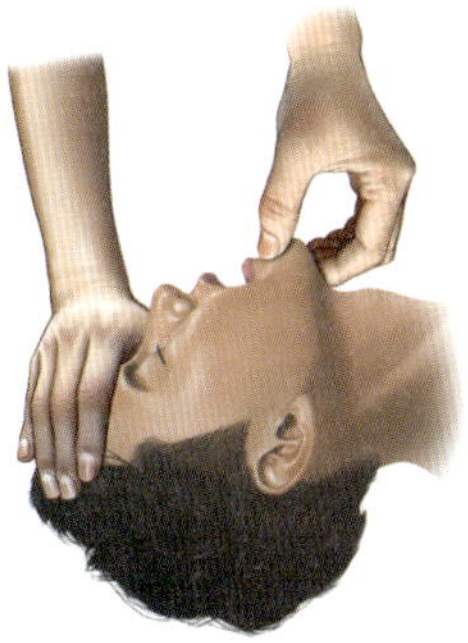

머리 기울임-턱 들어 올리기

### 2 하악견인법(jaw – thrust maneuver)

환자의 머리를 뒤로 젖히지 않고 턱을 들어 올려 기도를 열어주는 방식입니다. 높은 곳에서 떨어져서 경추 손상이 의심되는 환자에게 사용할 수 있습니다.

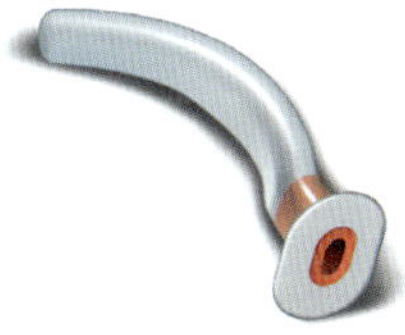

구인두 기도기

2

# 경련을 일으키는 환자의 입에 손을 넣지 마세요

## 무의식 중에 손을 넣다가 물리면 큰일납니다

'뇌전증(간질)'을 앓고 있는 사람을 목격했는데 혀가 뒤로 처질까 봐 손을 넣는 행위를 하면 안 됩니다. 함부로 손가락을 넣었다가 물리면 심할 경우, 손가락이 절단되는 사고로 이어질 수 있습니다. 경련을 하는 환자는 주변에 사물에 의해 부딪히지 않도록 날카로운 물체나 부딪힐 만한 물체는 치워주면 됩니다. 대부분의 경련은 몇 분 뒤에 다시 돌아옵니다.

### 1 경련을 일으키는 환자를 목격한 경우

(1) 경련 및 의식소실이 있으면 응급상황에 해당됩니다.

(2) 의식이 회복되어도 병원에 방문하는 게 좋습니다.

(3) 산업현장에서 산소가 부족하여 저산소증에 의한 산소결핍성 경련이 발생할 수 있습니다.

(4) 개인적인 질환이 아니라 머리 외상이 심하여 뇌손상이 있는 경우에 경련이 발생할 수 있습니다.

(5) 저체온증에 노출되어 체온이 30도 이하로 떨어지면 경련이 발생할 수 있습니다.

(6) 과민성 알레르기 반응이나 과호흡이 있는 경우 감각이상과 근육경련이 동반될 수 있습니다.

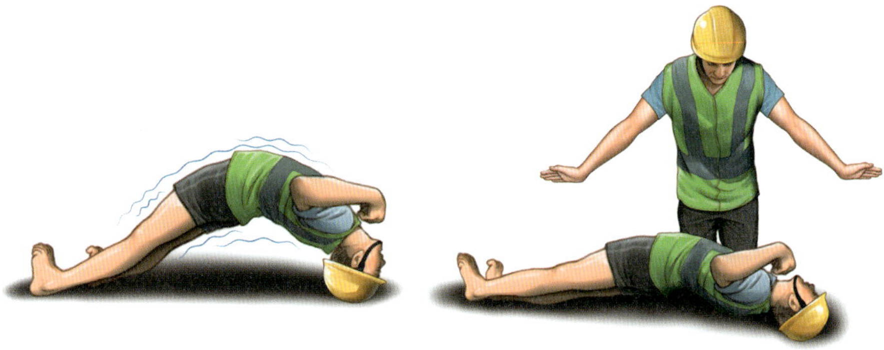

### 응급처치 Point

① 경련을 할 것 같은 전조증상을 느끼는 경우가 있습니다.
　→ 전조증상은 이상한 냄새나 맛 또는 환각을 느끼는 경우 등이 있습니다.
② 억지로 입을 벌리거나 손가락을 넣지 않도록 합니다.
③ 넘어지거나 부딪히지 않도록 앉히거나 눕히고, 주변에 위험한 물건을 정리합니다.
④ 경련은 보통 5분 이내 멈추기에 입에 무언가 물릴 필요는 없습니다.
⑤ 의복을 느슨하게 풀어주고 편안한 자세를 하도록 돕습니다.
⑥ 경련 중인 환자를 자극하거나 막으려고 잡으면 증상을 더 악화시킬 수 있습니다.
⑦ 구토 시에는 머리를 옆으로 돌려 줍니다.
⑧ 즉시 119에 신고합니다.

3

# 인공호흡이 필요할 때, 포켓마스크

## 심정지 상황에서 인공호흡을 꼭 해야 하는 경우

산업현장에서 발생할 수 있는 심정지의 유형 중에 '질식'에 의한 심정지라면 인공호흡을 해야 합니다. 구조자의 입이 환자의 입과 맞닿는 것이 불편하거나 위험성이 존재할 수 있는데 '포켓마스크'를 사용하면 문제를 해결할 수 있습니다.

### 1 포켓마스크(pocket mask)

일반인이 사용할 수 있으며, 휴대하기 편하고 내부에 포집률이 좋은 헤파 필터(hepa filter)가 있습니다. 이 필터는 공기 중에 있는 0.3 um 크기 입자를 99.97% 걸러낼 수 있어서 감염방지에 뛰어납니다.

또한 한 방향 밸브(one way valve)가 있어서 구조자가 불어 넣는 공기는 환자에게 전해지지만, 환자가 내뱉는 숨은 구조자에게 넘어오지 않습니다.
→ 감염을 방지합니다.

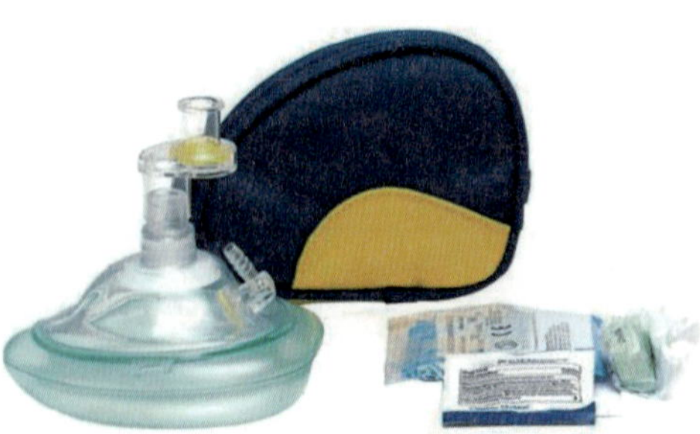

## 2 포켓마스크의 사용 방법

(1) 마스크와 입으로 불 수 있는 마우스 피스를 연결합니다.

(2) 타원형의 모양 중에 작은 부위가 환자의 코에 가고, 넓은 면이 입술 쪽 방향입니다.

(3) 환자의 코와 입술을 덮고, 공기가 새어 나가지 않도록 손으로 덮어 밀착합니다.

(4) 숨을 불어 넣을 때는 내가 숨 쉬는 만큼만 1초 정도 불어 넣습니다.

→ 400~500 mL 이상으로 너무 많은 공기를 불어 넣으면, 남은 공기가 식도로 넘어가 위의 내용물이 역류할 수 있습니다.

4

# 건설현장에는 경추보호대를 비치하세요

## 건설현장에서 가장 많은 중대재해는 '떨어짐(추락)'

건설현장에 가면 구급물품을 비치하는 함이 있습니다. 대부분 구급함과 함께 휴대용 들것, 산소캔이나 방독마스크 정도가 들어 있습니다. 물론 도움은 될 수 있으나 중대재해를 막기는 어렵습니다.

건설현장에서 가장 많이 발생하는 사망사고 유형은 떨어짐(추락) 사고입니다. 떨어짐 사고에서 일반인이 할 수 있는 가장 필요한 처치는 환자의 목을 움직이지 않게 고정하는 것입니다. 의식이 조금이라도 남아 있으면 환자는 계속 움직이려고 합니다. 움직이면 더 큰 손상을 입을 수 있으니 도와주겠다고 말하며 목의 움직임을 최소화합니다.

### 1 경추보호대의 사용법

(1) 떨어짐 환자가 움직이지 않도록 손 또는 무릎을 이용하여 머리를 고정합니다.
(2) 손을 펼쳐서 환자의 어깨부터 턱선까지의 길이를 손가락 개수로 잽니다.
(3) 경추보호대의 아래 플라스틱 부분을 기준으로 길이를 측정한 뒤 조절합니다.
(4) 환자의 목의 앞 뒤로 경추보호대를 넣어서 고정해 줍니다.

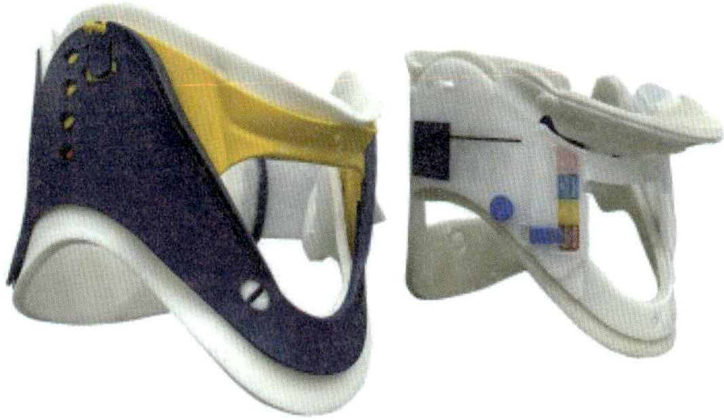

경추 보호대

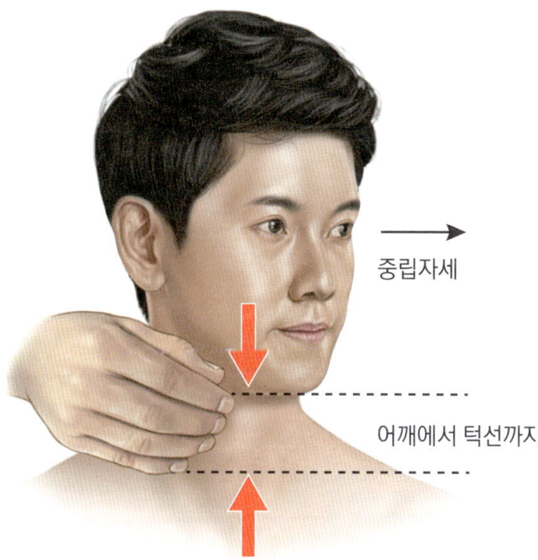


플라스틱 끝에서 검정색 포트나 구멍까지

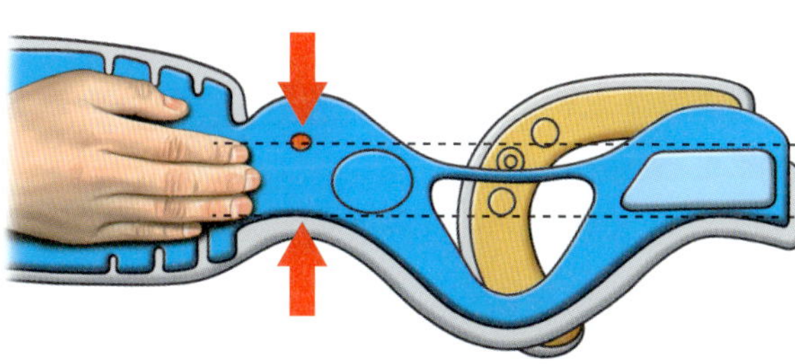

5

# 사용과 보관이 편한 골절 처치 도구

## 산업현장에 비치할 것을 추천하는 부목 두 가지

산업현장에서 자주 발생하는 골절에 대한 응급처치를 위해 가장 필요한 물품이 '부목'입니다. 부목은 골절뿐만 아니라 관절의 탈구와 염좌에서도 신체를 고정시켜서 이차 손상을 방지하고, 골절 시 부상의 악화와 통증을 감소시키는 역할을 하기에 필요한 장비입니다.

### 1 경성부목(rigid splint)의 대표적인 종류인 '패드 부목'

(1) 단단하고 안정성을 유지할 수 있는 부목

(2) 팔과 다리 등에 적용할 수 있는 2~3개의 사이즈로 구분됩니다.

(3) 부목의 벨크로 고정끈을 푼 다음 다친 부위를 얹습니다.

(4) 알맞게 고정하고 벨크로 고정끈을 붙여 줍니다.

### 2 연성부목(soft splint)의 대표적인 종류인 '알루미늄 부목'

(1) 비교적 부드러운 재질로 되어 있어서 다친 부위에 따라 모양을 변경할 수 있는 부목입니다.

(2) 롤 형태로 말려 있으며 팔, 다리, 손가락 등에 적용할 수 있도록 다양한 사이즈가 세트로 들어 있습니다.

(3) 11 cm 넓이로 신체부위마다 다양하게 응용하여 고정한 뒤 붕대와 함께 사용할 수 있습니다.

(4) 비교적 가격이 저렴하고, 가볍고 부피가 작아서 현장에 비치하기 좋습니다.
(5) 대부분의 부목은 착용한 채 엑스레이(x-ray) 검사가 가능합니다.
(6) 부목의 겉면은 피가 묻어도 잘 지워지는 재질로 되어 있습니다.

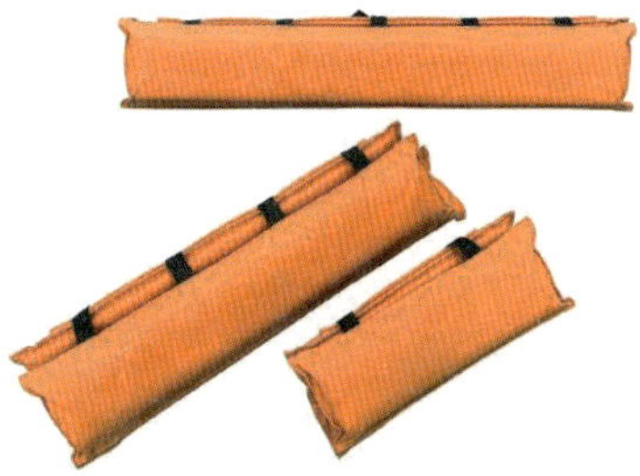

패드 부목

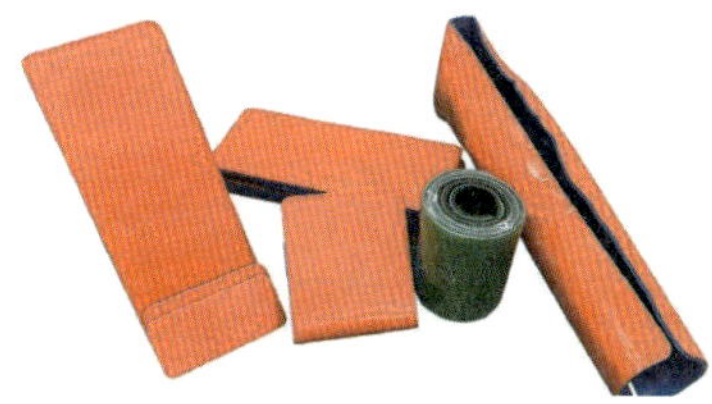

알루미늄 부목(SAM스프린트)

6

# 고정이 필요 없는 압박붕대, 자가점착붕대

## 붕대라고 다 같은 붕대가 아닙니다

보통 염좌나 골절 등으로 붓기가 생기거나 통증이 있을 때, 고정하여 이차손상을 예방하고 통증을 감소시키며 붓기를 최소화하기 위해 압박붕대를 적용합니다. 유튜브에 '붕대 감기 방법'을 검색해도 다양한 콘텐츠들이 나오기 때문에 누구나 쉽게 연습할 수 있습니다.

### 1 자가점착붕대

(1) 탄력붕대, 압박붕대의 경우 붕대감기를 한 후 반창고나 클립 등으로 고정하지 않으면 움직이다가 풀릴 수 있습니다. 하지만 자가점착붕대는 면과 폴리우레탄 등의 소재로 접착 코팅이 되어 있어서 탄력성이 좋으면서도 끈적이지 않게 스스로 달라붙어 고정하기 쉽습니다.

(2) 일반적인 탄력붕대에 비해 압박이 더 잘 됩니다.

(3) 붕대의 크기는 1~4인치와 6인치까지 다양하게 있습니다.

(4) 단점은 가격이 비싼 편이라는 것입니다.

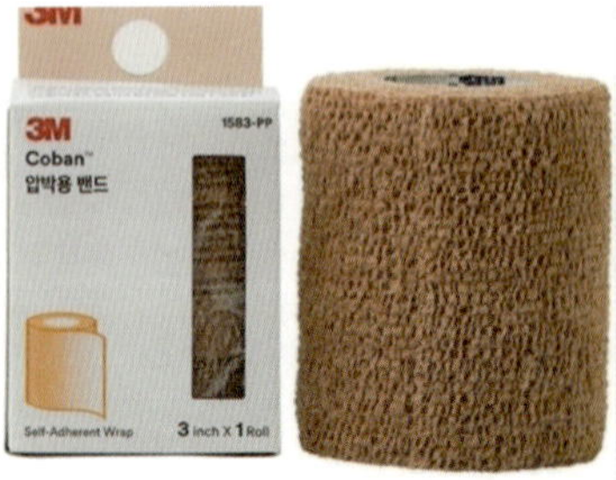

## 2 자가점착붕대 사용법

(1) 한쪽 끝을 잡고 늘리지 않은 상태에서 느슨하게 한번 감아 줍니다.

(2) 겹치는 부분을 살짝 눌러 고정한 뒤 두 번째부터는 붕대의 절반씩 겹치도록 감고 원하는 만큼 압박하기 위해 잡아당길 수 있는데 너무 세게 조이면 혈액순환에 방해가 될 수 있습니다.

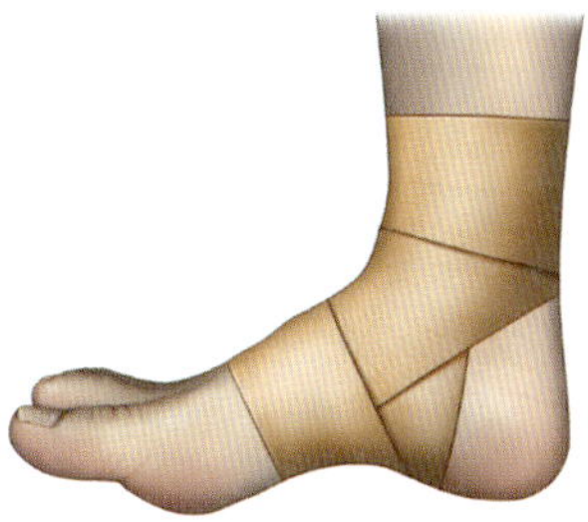

(3) 과도한 압박을 피하고 필요한 만큼만 감은 뒤 잘라서 끝을 눌러 고정합니다.

7

# 머리가 다쳤을 때, 스터키넷

## 머리에 붕대를 감아도 쉽게 벗겨져요!

머리가 찢어져서 피가 나는 경우 거즈를 대고 고정하는 것이 애매할 수 있습니다. 심하게 찢어졌을 때는 병원에 가서 의료용 스텝플러로 봉합이 필요한 경우도 있지만 현장에서는 거즈를 댄 후 반창고로 고정하면 머리카락이 뽑혀서 아플 수 있습니다. 그래서 붕대를 머리에 감으면, 전문가가 아닌 경우, 감는 것도 어렵고 잘 감았다고 생각해도 고정이 제대로 안 되서 조금만 고개를 움직이면 가발이나 모자처럼 훌러덩 벗겨질 수 있습니다. 이런 상황에서 유용한 구급물품이 '스터키넷'입니다.

### 1 스터키넷(stokinet)

(1) 그물망 형태로 머리를 고정할 수 있는 붕대로 거즈를 댄 후 고정하여 지혈할 수 있습니다.

(2) 비교적 제품이 저렴하고, 길어서 필요한 만큼 잘라서 오래 쓸 수 있습니다.

(3) 사이즈는 1, 2, 3, 4, 6 인치가 있으며 길이는 10 m입니다.

(4) 상처 고정에 좋은 대안이 될 수 있습니다.

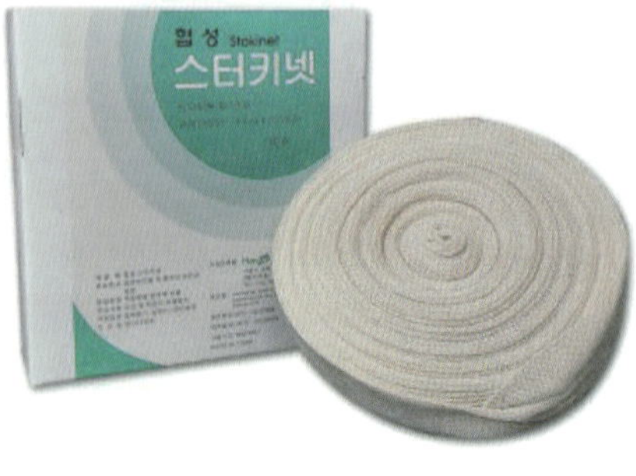

## 2 스터키넷 적용 방법

(1) 머리말고도 손가락, 손, 발, 무릎, 어깨까지 다양하게 사용 가능합니다.

(2) 머리에 적용 시, 다친 부위에 거즈를 대고 머리 크기만큼 잘라서 씌웁니다. 얼굴부위만 오려서 안면부를 드러낼 수 있습니다.

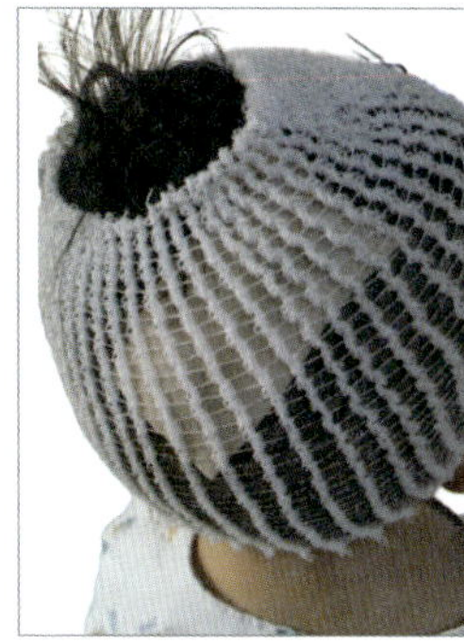

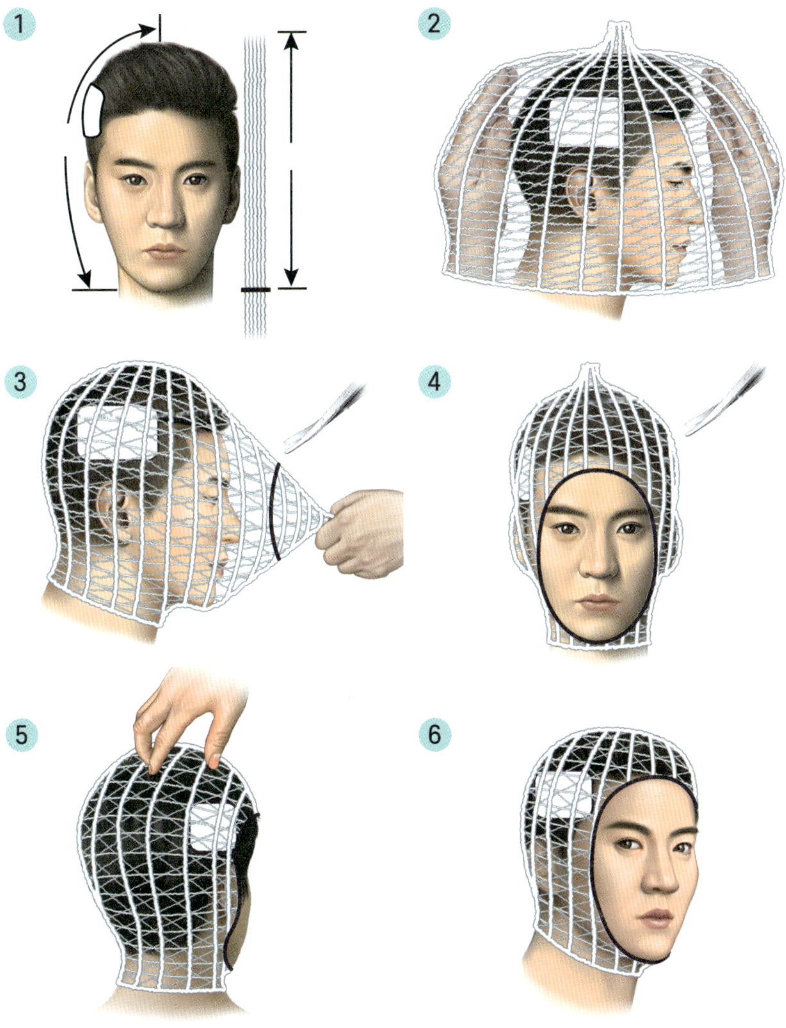

8

# 출혈이 멈추지 않을 때, 지혈대

## 동맥이 손상을 입어 지혈이 안 될 때 필요합니다

신체부위가 절단되거나 동맥이 손상되어 지혈이 어려울 때, '지혈대'를 사용해야 합니다. 지혈대는 심각한 출혈이 생겼을 때, 상처부위에 혼자서 사용할 수 있도록 고안되어 만들어졌습니다. 군에서 쓸 수 있는 전투부상자 처치에 적절한 기능들로 고안되었으며, 개별 포장 및 생산일시와 정품 라벨 포함된 제품을 사용해야 합니다. 모양은 비슷하나 가격이 저렴한 제품은 내구성이 떨어집니다.

생명을 위협할 수 있는 출혈을 억제하기 위한 처치도구로 산업현장에서도 비치와 사용법 교육이 필요합니다. 지혈대의 종류에는 CAT7, SAM XT, RAT 등 여러 가지 제품이 있는데, 그 중 'CAT7'을 추천합니다.

### 1 지혈대의 적용 방법

(1) 지혈이 어려운 상처인지 확인하고, 우선 거즈나 깨끗한 천으로 압박합니다.

(2) 119 구급대원이 빨리 현장에 도착할 수 있다면, 직접 압박으로 상처를 지혈하고 기다립니다.

(3) 만약 출혈이 너무 심해 기다리기 어려운 상황이라면 지혈대를 적용해야 합니다.

(4) 상처부위로부터 5~10 cm 정도에 심장과 가깝게 대고 피가 멈출 때까지 지혈봉을 돌립니다.

(5) 지혈봉을 돌리는 동안 환자의 통증은 심해지기 때문에 미리 아플 수 있다고 얘기해 줍니다.

(6) 관절부위와 상처에 직접 적용하지 않으며, 지혈봉을 돌린 후 지지대에 고정합니다.

(7) 지혈대에 있는 타임(time)란에 적용한 시간을 기록합니다.

(8) 지혈대는 느슨하고 풀리지 않게 적용하며, 일회용으로만 사용합니다.

(9) 한번 현장에서 적용한 지혈대는 다시 풀지 않고, 병원에서 풀어야 합니다.

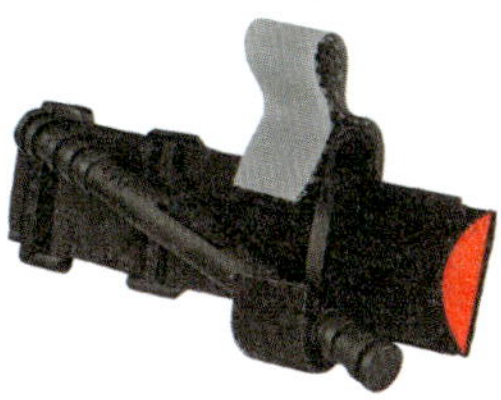

CAT7

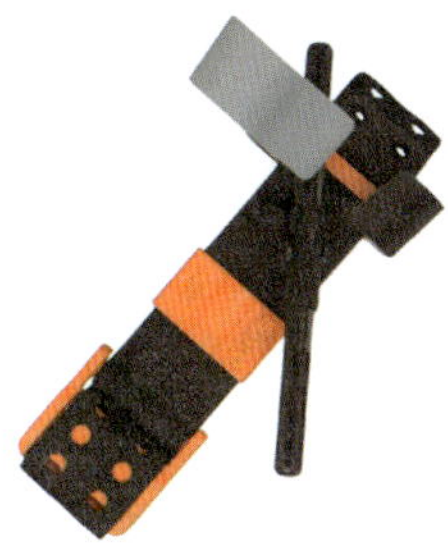

SAM XT

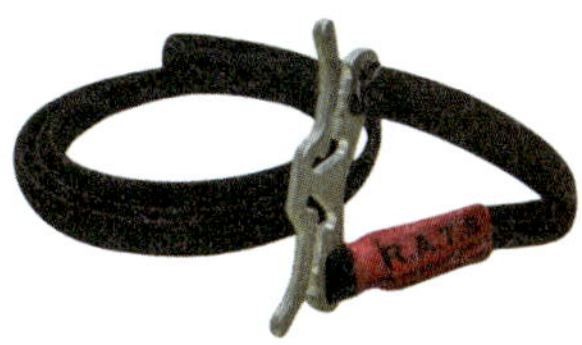


RAT

9

# 접이식 들것 대신, 분리형 들것

## 건설현장에는 분리형 들것을 비치하세요

운동경기에서 쓰러진 환자들처럼 다리가 다쳐서 걷지 못하는 경우에 가볍고 휴대와 보관이 편한 '접이식 들것'을 사용할 수 있습니다. 그 외 높은 곳에서 작업하는 빈도가 높아서 떨어짐(추락) 사고가 많이 발생하는 사업장, 특히 건설업의 경우 휴대용 들것을 비치하는 경우가 많은데, 떨어짐 사고가 가장 많이 발생하는 건설현장에서는 휴대용 들것보다 분리형 들것이 필요합니다.

척추를 고정할 수 있는 다른 들것도 있지만 떨어진 환자의 척추를 보호하면서 들것에 싣는 것이 숙련된 사람이 아니라면 어렵기 때문에 보다 간편한 '분리형 들것'을 비치할 것을 추천합니다. 긴척추 고정판과 함께 사용할 수 있으나, 일반인 입장에서 환자를 들것에 싣기 위해 보다 수월한 것은 분리형 들것이며, 확실히 고정하기 위래 머리고정대와 일체형으로 구정된 제품을 추천합니다. 환자가 최대한 움직이지 않게 확실히 고정하는 것이 가장 중요합니다.

### 1 분리형 들것

(1) 들것의 양쪽 끝의 결합버튼을 누르면 좌우로 들것이 분리되는 형태입니다.

(2) 환자 키의 길이를 맞출 수 있도록 고안되어 있고, 재질에 따라 무게가 가볍습니다.

(3) 분리된 들것을 환자의 양 옆에 댄 후에 머리 쪽부터 체결하고, 다리 쪽을 결합합니다.

(4) 떨어진 환자의 척추를 최대한 움직이지 않고 들것에 고정하여 환자를 옮길 수 있습니다.

(5) 알루미늄보다는 플라스틱이나 카본재질을 추천합니다. 머리고정대가 있어서 머리까지 고정할 수 있는 제품은 비싸지만 더 효율적입니다.

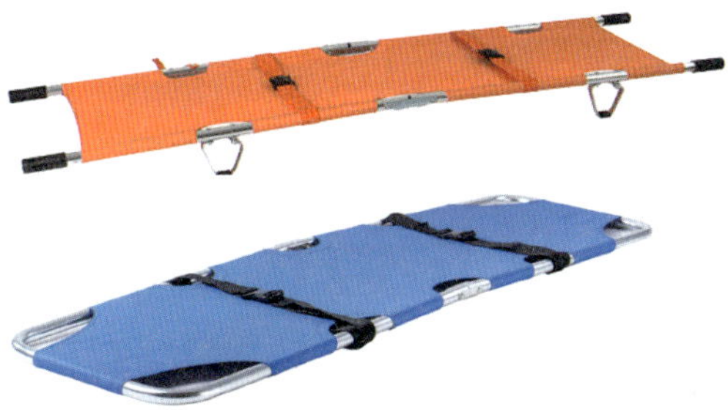

접이식 들것

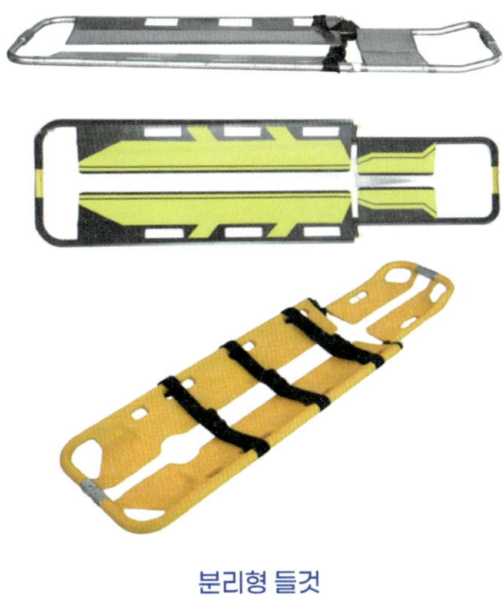

분리형 들것

10

# 체온을 보존할 때, 우주담요

## 담요보다 휴대하기 편하고 보온효과가 좋습니다

열을 반사하는 성질을 가진 얇은 플라스틱 알루미늄 박막을 입혀서 열을 반사하는 원리로 제작되었습니다. 미국 NASA에서 우주에서 사용하기 위해 개발되었으며 복사열을 무려 97% 반사할 수 있습니다. 몸의 체온도 반사하여 열을 가두는 방식으로 보온효과를 갖고 있으며 더운 환경과 추운 환경 모두에서 사용할 수 있습니다.

### 1 우주담요의 활용 방법

(1) 환자의 체온을 보호하기 위해 담요처럼 덮는 용도로 사용 가능합니다.
땀이 증발되어 체온이 떨어지는 것을 막아 줍니다.
→ 증발로 인한 열손실을 줄이는 효과가 있습니다.

(2) 저체온증 위험성이 있어서 보온이 필요한 경우 사용합니다.

(3) 심정지 상황이나 신체 훼손이 커서 외부의 시선을 차단할 때 펼쳐서 사용 가능합니다.

(4) 화학물질에 노출되어 옷을 벗고 씻은 후 가리는 용도로 사용 가능합니다.

(5) 화상환자에서 상처부위가 신체 중심부일 때, 소독한 후 덮어서 감염 및 체온 저하를 방지합니다.

* '우주담요(space blanket)'로 인터넷에 검색해야 상품을 찾을 수 있습니다.

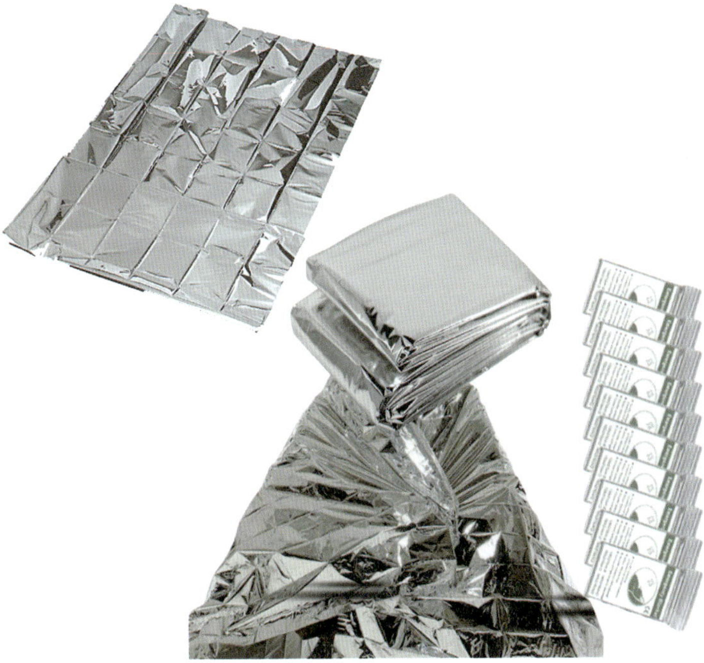

우주담요

11

# 화재현장에서 연기를 흡입했다면

## 화재현장에서 들이마신 매캐한 연기로 숨 쉬는 게 불편해요

화재가 발생했을 때, 사망자의 많은 원인이 연기 흡입으로 인한 '질식'입니다. 산소가 부족하고 연소되는 과정에서 화학적 반응이 일어나 다양한 유해가스와 입자들이 포함되어 있는 연기는 화재현장의 시야도 가로막지만 유독물질들이 인체에 안 좋은 영향을 끼칩니다.

### 1 화재에서 생기는 연기의 성향과 특징

존스 홉킨스 대학교 Walter Berl, Byron Halpin 교수의 메릴랜드 화재 사망자 463명 분석 결과는 다음과 같습니다.

(1) 화재로 생성된 연기 속 일산화탄소(CO)에 의한 사망원인이 48%로 가장 높습니다.

(2) 여러 가지 유독물질과 일산화탄소가 결합하여 유독가스가 포함된 원인으로 26%가 사망합니다.

(3) 직접적인 화재, 열에 의한 화상 등으로 18%가 사망합니다.

(4) 기타 밝혀지지 않은 요소에 의한 사망이 있습니다.

## 2 연기를 마셨을 때 응급처치

(1) 비상대피 중에 연기를 흡입하여, 목 안이 매캐하고 불편한 증상이 많이 생깁니다. 이때, 건물 밖으로 나와서 시원한 공기를 마시는 것이 가장 일반적인 방법입니다.

(2) 숨 쉬기 불편하거나 산소포화도가 떨어졌는데 119 구급대가 도착하기 전이라면 '산소캔'을 활용하여 마실 수 있습니다.

→ 식약처 허가, 의약외품으로 인터넷에서도 구매 가능합니다.

(3) 산소캔 뚜껑을 열어 마스크처럼 생긴 뚜껑의 옆부분을 본체의 노즐과 끼우면 사용 가능합니다. 마스크를 입에 대고 버튼을 누르면 됩니다.

(4) 연기흡입이 심하여 의식변화가 생기고, 숨 쉬기 불편하여 호흡곤란 증상이 심해질 것 같다면 119에 신고 후 병원에 가서 진료를 받습니다.

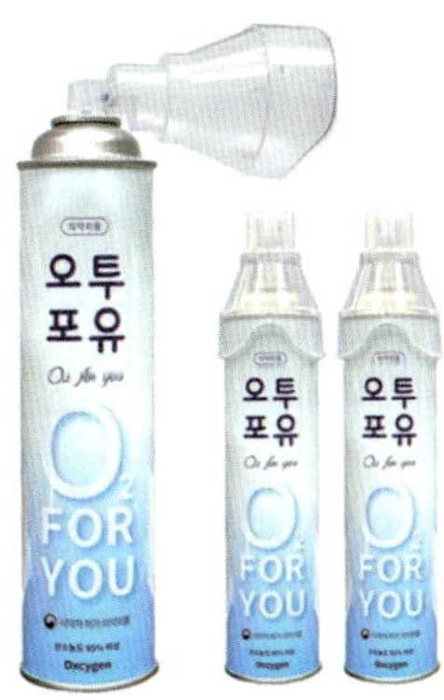


산소캔

12

# 응급처치에 얼음 구하기 힘들어요

## 절단이나 삐임, 골절 외상 등에서 바로 쓸 수 있는 아이스(ice) 제품

신체부위가 잘린 상처가 발생하거나, 골절이나 염좌에 의해 아이스팩을 적용해야 할 때, 현장에서 얼음을 구하는 것은 쉽지 않습니다. 매번 비닐봉지에 얼음을 넣어서 아이스팩을 만들거나 냉장고에 아이스팩을 보관한 것을 필요한 순간에 빼서 쓰기가 번거롭습니다. 이때, 상온에서 보관하면서도 아이스팩의 시원한 얼음찜질 효과를 가져올 수 있는 제품들이 있습니다. 절단된 신체를 시원하게 보관하여 병원에 가져갈 때도 대신할 수 있습니다.

### 1 인스턴트 아이스팩

대부분의 아이스팩들은 냉동실에서 보관한 뒤에 얼려서 사용할 수 있는 제품입니다. 하지만 그림과 같은 인스턴트 아이스팩은 상온에서 보관하며 필요할 때 꺼내서 세게 쥐어짜면 바로 시원해지는 기능이 있습니다.

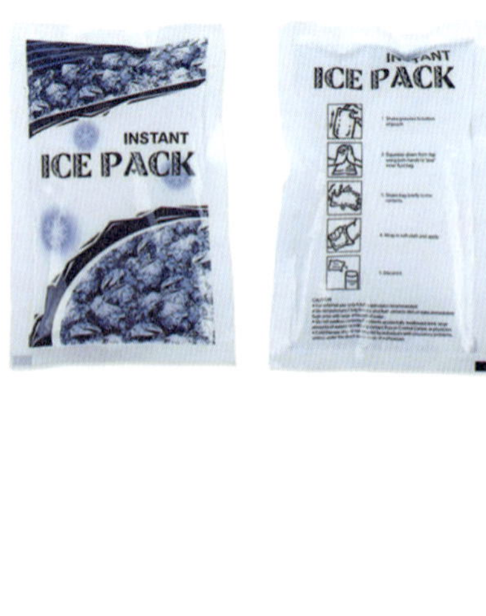

## 2 아이싱 압박붕대

냉동이나 물에 담그지 않아도 포장을 벗겨서 바로 사용할 수 있는 제품으로 착용 후 약 10~15분 후에 냉각효과를 누릴 수 있으며 약 2시간 정도 기능이 유지됩니다. 탄력이 뛰어나고 냉찜질과 압박붕대를 동시에 할 수 있어서 간편합니다.

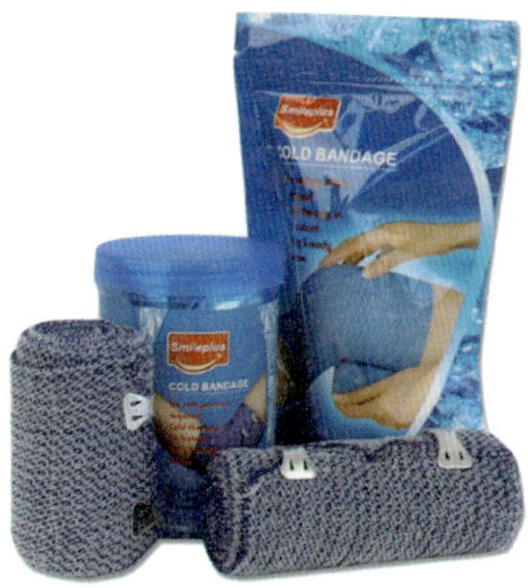

13

# 가슴압박을 대신하는 '기계식 심폐소생술 장치'

## 병원에 도착하기 전까지 한 사람 역할을 대신합니다

심장이 멈춘 사람에게 '가슴압박'은 꼭 필요한 응급처치입니다. 그런데 한번 해보면 생각보다 많이 힘듭니다. 이때, 피로도를 줄일 수 있고 이동하면서도 사용 가능하며 자동으로 기계가 가슴압박을 대신해 주는 장치를 '기계식 심폐소생술 장치'라고 부릅니다.

실질적으로 기업에서 직접 소방대를 운영하지 않는 이상 구매하기 부담스러운 가격입니다. 사용하는 데 숙련도도 필요하므로 예산이 충분하여 운용이 가능한 사업장 외에는 비치 권고대상의 응급 의료장비에는 해당되지 않습니다.

### 1 기계식 심폐소생술 장치의 장단점

(1) 비교적 정확한 압박속도와 깊이로 가슴압박이 가능합니다. 장점
(2) 환자를 구급차나 병원으로 옮기는 중에도 사용 가능합니다. 장점
(3) 달리는 구급차 안에서도 사용이 가능합니다. 장점
(4) 계속되는 가슴압박으로 피로도가 쌓이는 것을 방지할 수 있습니다. 장점
(5) 가격이 많이 비쌉니다. 단점
(6) 환자에게 적용할 때 숙련도가 필요합니다. 단점

## 2 기계식 심폐소생술 장치의 종류

직접 현장에 갖고 가서 적용이 가능하며 각각 배터리가 있어서 충전기를 이용하여 충전이 가능합니다. 가슴압박을 하는 방식과 제품별 디자인 및 특성이 다른 것 외에는 모두 심폐소생술 가이드라인에 맞춰서 심정지 상황에서 가슴압박이 원활히 수행하도록 고안되었습니다.

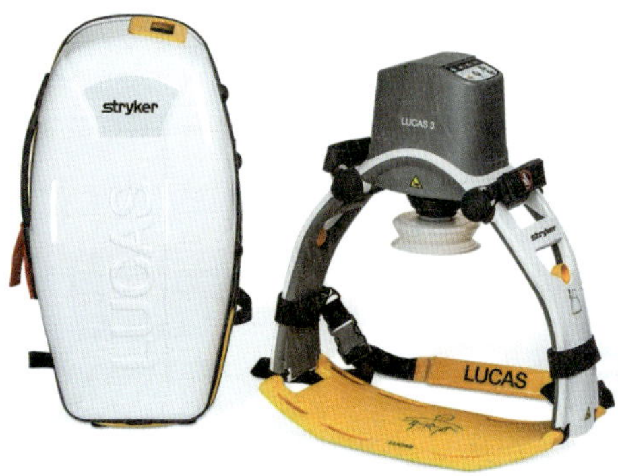


루카스 III (LUCAS III)
(스웨덴)

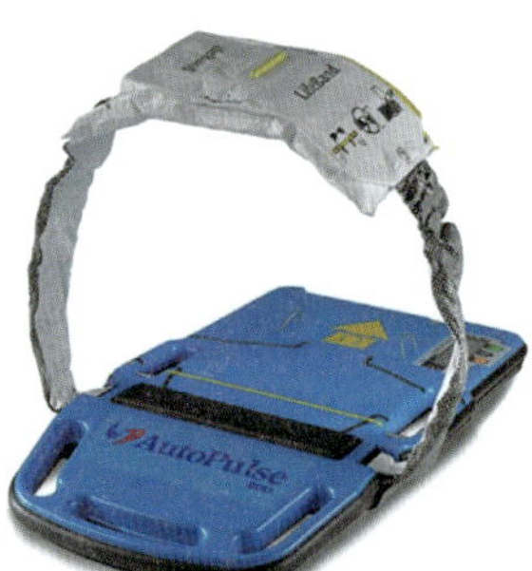


오토펄스(Autopulse)
(미국)

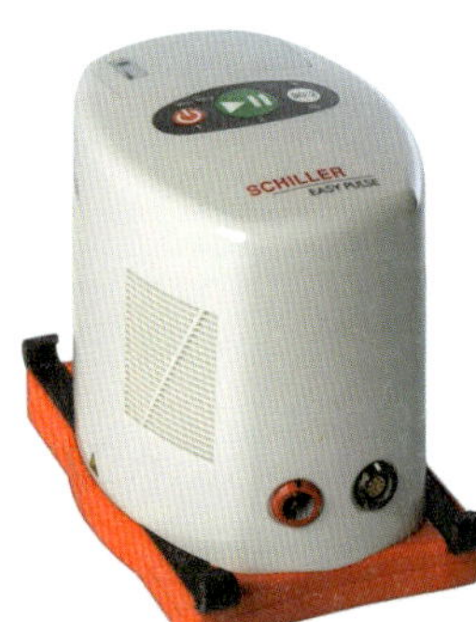


이지펄스(Easypulse)
(스웨덴)

14

# 환자 상태 파악에 도움되는 '맥박식 산소포화도 측정기'

## 환자 상태를 쉽게 파악하는 데 도움되는 장비입니다

산업현장에서 산업재해를 목격했을 때, 무엇을 어떻게 해야 할지 당황스럽고 막막해집니다. 어디가 아픈지 물어보고 119에 신고를 해도 구급대가 오기까지 기다리는 시간이 너무 길게 느껴질 수 있습니다.

이때, 환자의 상태 파악에 조금이라도 도움될 수 있는 유용한 장비를 소개합니다. 안전관리자나 보건관리자 등에게 유용한 장비입니다. 아주 가벼워서 휴대하기 편하며 사용하기도 쉽고 간편합니다. 그 장비는 바로 '맥박식 산소포화도 측정기'입니다.

### 1 산소포화도 측정기 사용법

(1) 제품을 벌리고 검지 손가락을 넣습니다.

(2) 전원을 켜고 3~5초 정도 기다리면 수치가 뜹니다.

(3) 장비의 디지털화면이 손가락의 손톱이 위로 가도록 합니다.

(4) 손가락이 모두 다친 상황이라면 발가락에 착용할 수 있습니다.

(5) 산소포화도 수치가 95% 이상이면 정상입니다.

(6) 성인 맥박은 분당 60~100회 정도가 정상입니다.

## 2 산소포화도 측정 시 주의사항

(1) 산소포화도 수치를 맹신하면 안 됩니다.
→ 일산화탄소 중독 시 정상으로 나올 수 있습니다.

(2) 주변이 너무 밝으면 부정확하게 측정될 수 있습니다.

(3) 손톱에 매니큐어가 발려 있으면 적외선 전달이 잘 안돼서 측정이 안 될 수 있습니다.

(4) 의료기기 및 인증번호가 표시된 제품을 사용하여야 합니다.

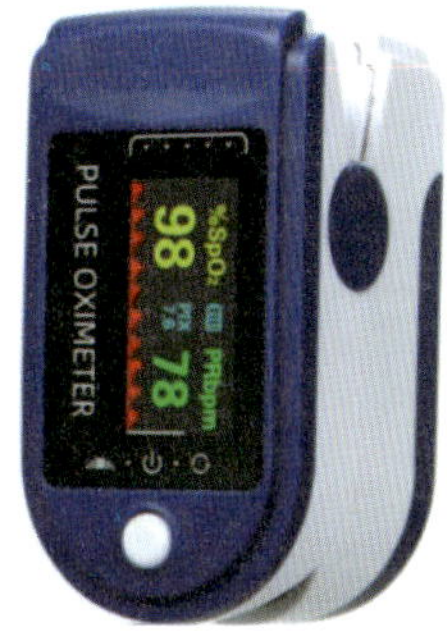

맥박식 산소포화도 측정기

## 3 맥박 및 산소포화도 정상 범위

| 구분 | 산소포화도 |
|---|---|
| 정상 | 95~100% |
| 호흡부전 | 91~94% |
| 위험 | < 90% |

| 연령 | 정상 범위 | 연령 | 정상 범위 |
|---|---|---|---|
| 신생아 (0~1개월) | 70~190 | 학령기 아동 (5~12세) | 70~110 |
| 영아 (1개월~1년) | 80~160 | 청소년 (13~18세) | 60~100 |
| 유아 (1~2세) | 80~130 | 성인 (18세 이상) | 60~100 |
| 어린이 (3~4세) | 80~120 | 기타 (운동선수) | 40~60 |

15

# 감전을 예방하는 '비접촉식 검전기'

## 감전되지 않기 위해 하나쯤 있어야 할 것!

감전사고가 발생된 현장에서는 전기가 흐르고 있는지 확인하는 게 중요합니다. 만약 아무런 확인 없이 감전된 사람을 만졌다가 나까지 감전되어 쓰러지는 안타까운 일이 발생할지도 모르니까요. 눈에 보이지 않는 전기의 위험성을 쉽게 확인하는 방법이 있습니다.

바로 '비접촉식 검전기' 또는 '활선 경보기'를 활용하는 것입니다. 가벼워서 휴대하기 편하며, 간단한 방법으로 '활선상태'의 확인이 가능합니다. 산업현장에서 작업자 외에 안전관리자도 하나쯤은 휴대하고 있으면 도움이 됩니다.

### 1 비접촉식 검전기 활용

(1) AC 90~1,000 측정 가능합니다.

(2) 전기가 흐르고 있는 것을 LED 불빛(빨간색)과 부저 소리로 알려 줍니다.

(3) 연속으로 6시간까지 사용 가능합니다. (AAA 건전지 2개)

(4) 전기가 흐르는지 의심되는 곳에 갖다 대면 불빛과 소리가 납니다.

## 2 부저 소리로 구분하는 전기흐름

(1) '삐' 소리가 1회 울리는 경우: 낮은 전압

(2) '삐' 소리가 2회 울리는 경우: 중간 전압

(3) '삐' 소리가 3회 울리는 경우: 높은 전압

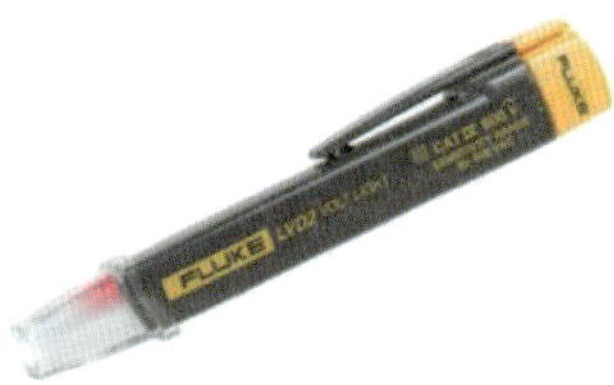


비접촉식 검전기

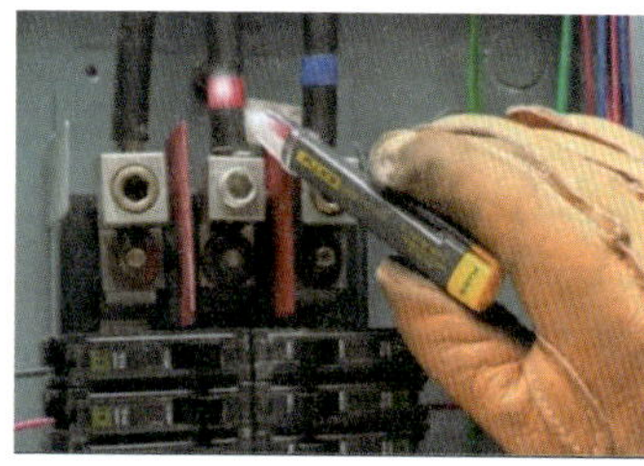

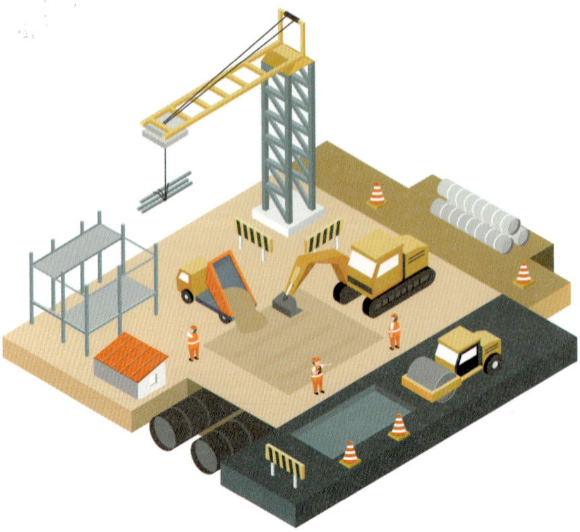

CHAPTER 06

# 관리자가 알아 두면 좋은 팁

1 환자를 안전한 곳으로 옮기는 방법
2 심폐소생술을 위해 환자 위치 바꾸기
3 건설현장에 비치하면 도움되는 구급물품 세트
4 산업현장에 비치하면 도움되는 구급물품 세트
5 좁은 현장에서 환자를 옮기기 편한 '가변형 들것'
6 비좁은 구역에서 사람 구조하기
7 병원으로 빨리 이송해야 하는 응급환자
8 안전보건교육에 필요한 응급처치교육 노하우
9 사고가 발생했을 때 대처법

1

# 환자를 안전한 곳으로 옮기는 방법

## 환자는 옮기는 방법이 있습니다

위험요소가 남아 있는 현장으로부터 긴급하게 빠져 나오려는데 다친 경우에는 도움이 필요합니다. 안전한 곳으로 데리고 나오기 위한 방법들을 알아봅시다.

### 1 환자 이동 방법

(1) 어깨를 부축하여 이동하기

(2) 양손으로 어깨 잡고 이동하기

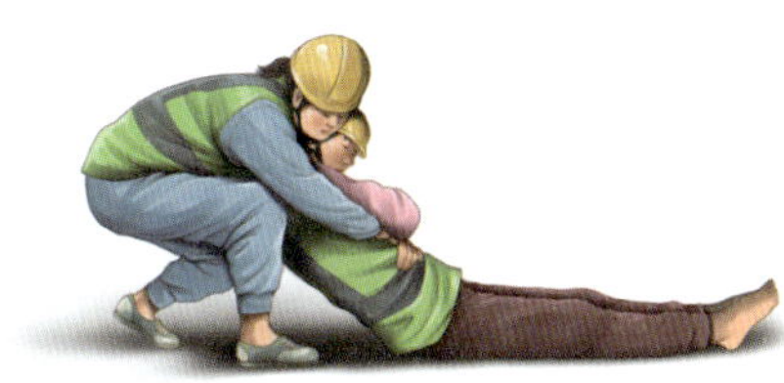

(3) 옷 잡고 끌어서 이동하기

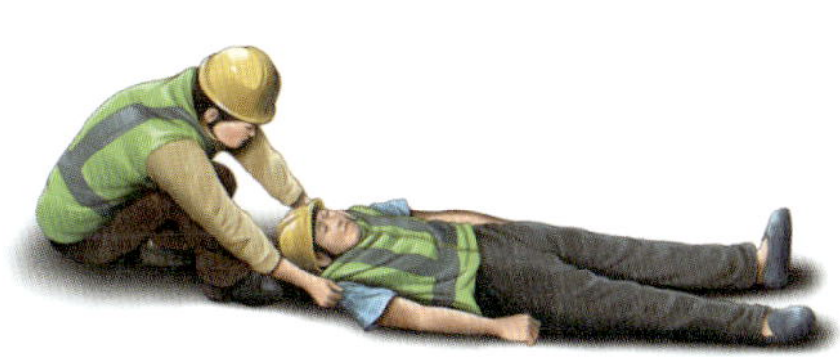

(4) 등에 메고 이동하기

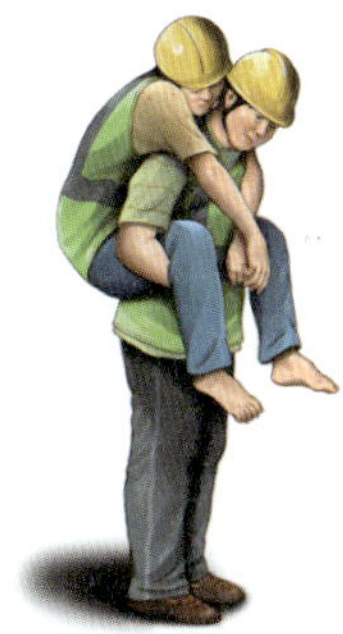

(5) 어깨에 메고 이동하기

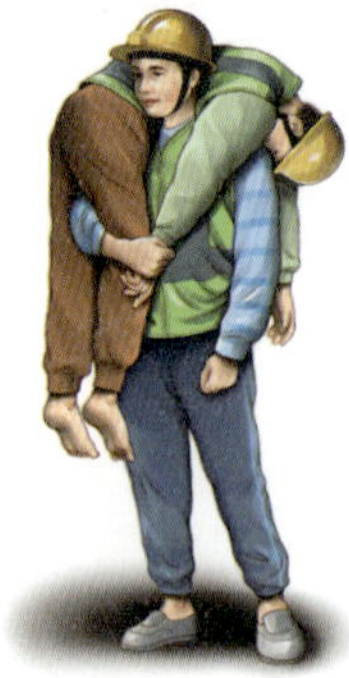

(6) 목에 걸고 이동하기

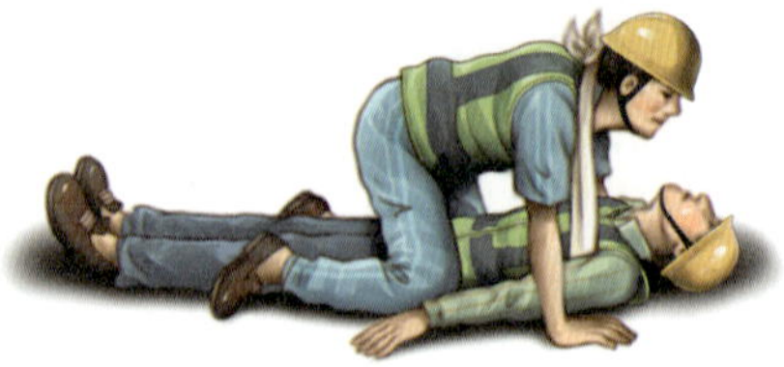

(7) 이불에 눕혀서 이동하기

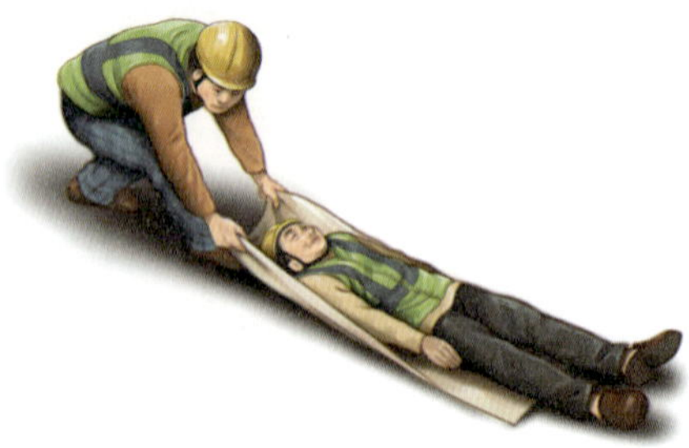

(8) 두사람이 들고 이동하기

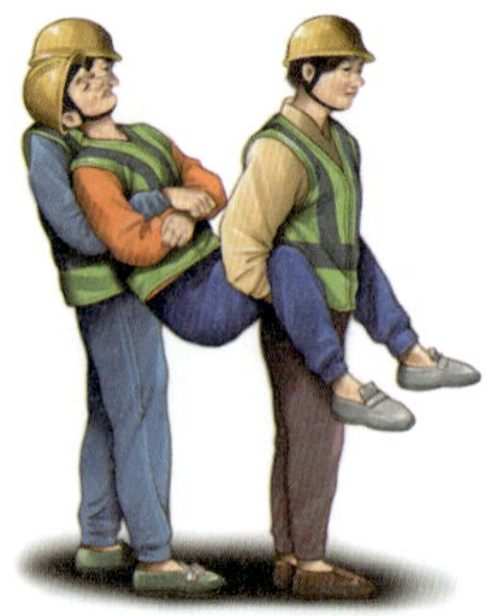

(9) 의자에 앉혀서 이동하기

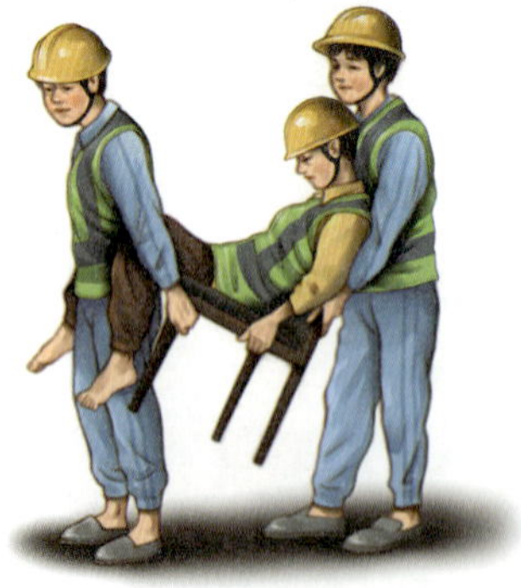

2

# 심폐소생술을 위해 환자 위치 바꾸기

## 쓰러진 사람 모두 바른 자세로 누워 있지는 않아요!

### 1 현장에서 쓰러진 사람을 발견했을 때 행동 요령

(1) 주변이 안전한지 위험요소를 확인합니다.

(2) 현장이 안전하다면, 최대한 움직이지 않고 발견된 그 장소에 있습니다.

(3) 목이 움직이지 않게 머리를 잡고 있습니다.

(4) 가장 아픈 부위가 어디인지 물어봅니다.

(5) 의식이 없다면 반응과 호흡을 확인합니다.

(6) 119에 신고하여 보고 들은 것을 전달합니다.

→ 정확한 장소와 환자에 대한 상태(ex. 의식의 유무, 움직일 수 있는지 여부), 환자에 대한 정보(ex. 사고 상황, 성별, 나이 등)

(7) 바른 자세가 아니라면, 환자를 가슴압박이 가능한 자세로 돌려야 합니다.

### 2 엎드려 있는 환자를 바로 누운 자세로 돌리는 법

(1) 엎드려 있는 상황에서도 반응 및 호흡확인이 가능합니다. 어깨근육을 눌러서 깨워봅니다. 반응과 호흡이 없으면 119에 신고합니다.

(2) 엎드려 있는 환자 옆에 무릎 앉은 자세로 앉습니다. 나와 접촉해 있는 환자의 팔과 다리를 일자로 폅니다.

(3) 환자의 어깨와 허리 쪽 옷과 벨트 등을 잡고 내 몸을 뒤로 넘어지듯 잡아당겨서 환자를 돌립니다.

(4) 환자가 뒤로 돌아 바른 자세로 눕게 되면, 즉시 가슴압박을 합니다.

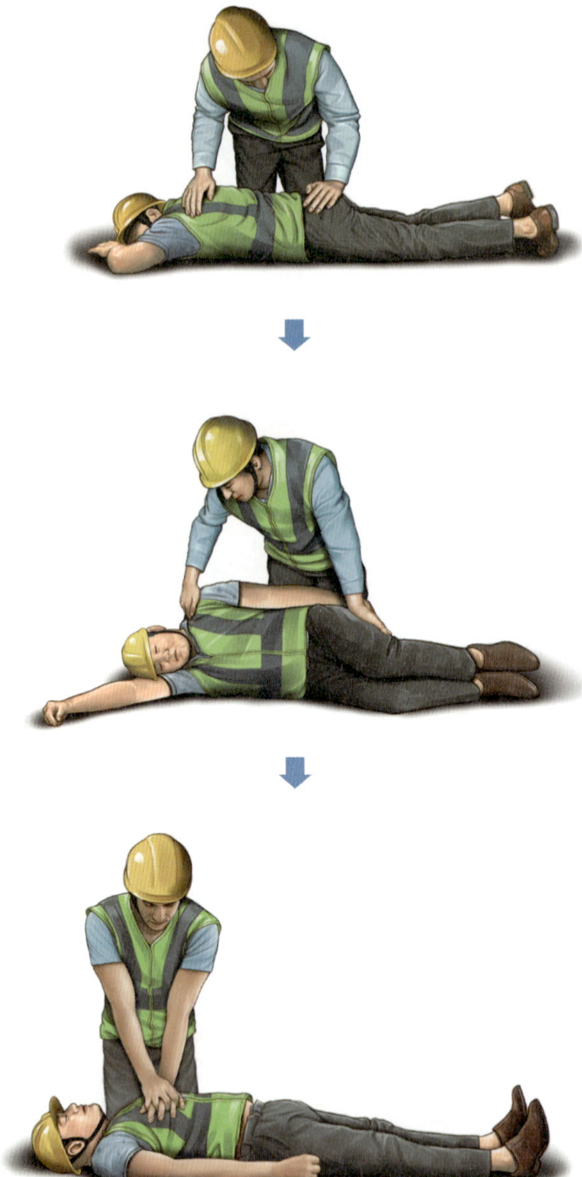

3

# 건설현장에 비치하면 도움되는 구급물품 세트

## 안전사고에서 중대재해로 가는 것을 함께 막아봅시다

건설현장에 있는 비상용 물품함과 구급함에도 변화가 필요합니다. 일반응급처치에서 생명을 살리기 위해 필요하고 유용한 장비들을 알아보겠습니다.

기본적으로 상처를 소독할 수 있는 '생리식염수', '멸균거즈' 등이 필요합니다. 그 외에 외상에서 유용한 장비들을 비치합니다. 아이스팩은 상온 보관이 가능해야 보관하기 편합니다. 부목의 종류는 패드 부목과 알루미늄 부목, 두 가지 중 하나만 있어도 됩니다. 머리가 다칠 만한 위험성이 높거나, 머리 외상환자가 자주 발생하는 경우에는 스타키넷(머리붕대)을 추가할 수 있습니다.

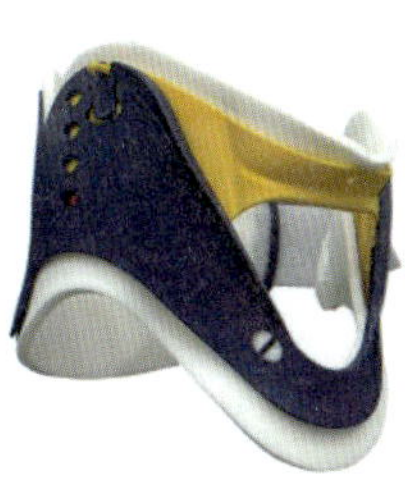

(1) 경추보호대

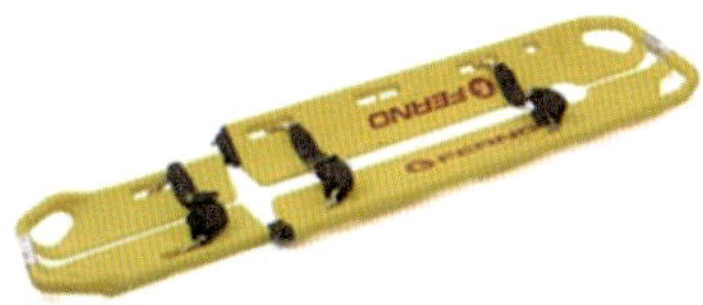


(2) 분리형 들것

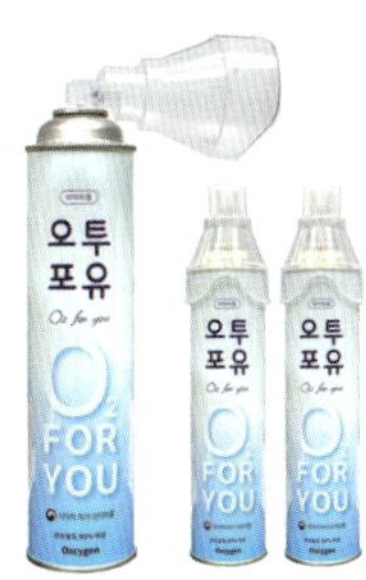


(3) 산소캔

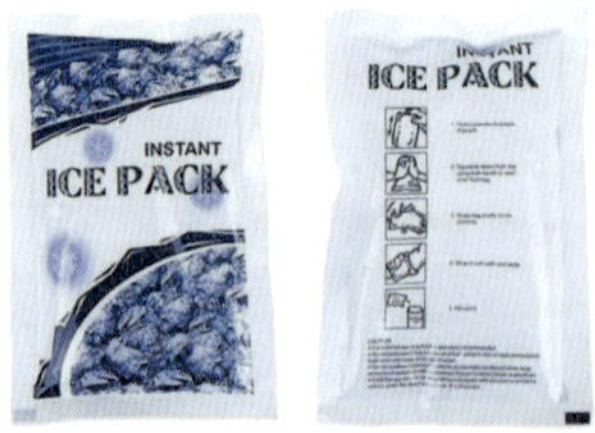


(4) 인스턴트 팩

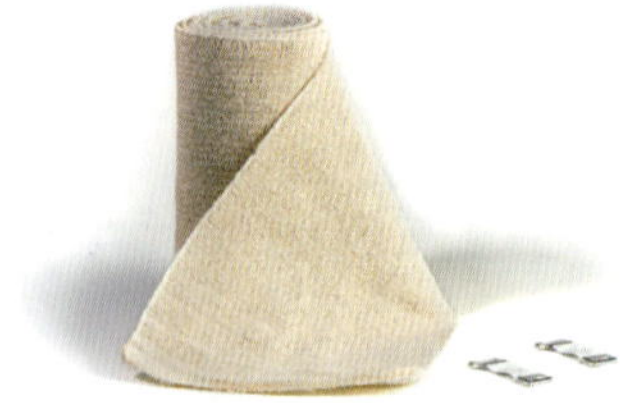

(5) 압박붕대

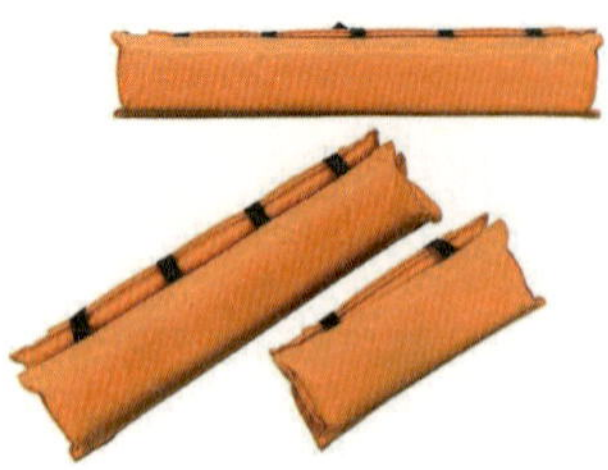

(6) 패드 부목

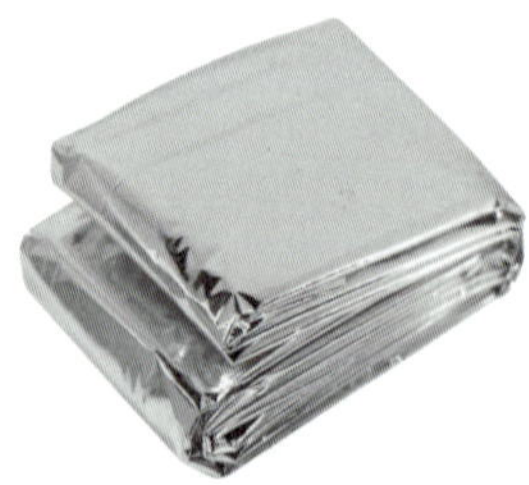

(7) 우주담요

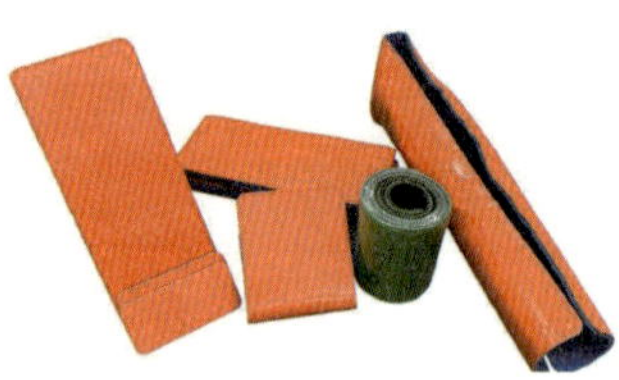

(8) 알루미늄 부목(SAM스프린트)

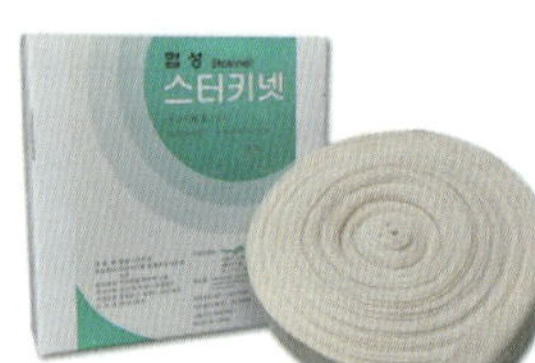


(9) 스타키넷(머리붕대)

4

# 산업현장에 비치하면 도움되는 구급물품 세트

### 다른 것 말고 이것을 비치하세요!

산업현장도 그 형태와 규모가 다양하기 때문에 사업장마다 필요한 물품들로 구비하면 됩니다. 외상처치에 필요한 소독 세트, 염좌나 골절이 의심될 경우에 착용할 수 있는 붕대와 부목 종류 등을 비치할 수 있습니다. 환자의 상태를 체크할 수 있는 장비 중에는 체온계와 맥박식 산소포화도 측정기가 있습니다. 가능하다면, 자동으로 혈압을 재주는 자동식 혈압계도 도움됩니다.

들것의 경우, 협소한 공간에서 움직이지 못하는 환자가 발생했을 때 사용할 수 있는 '가변형 들것'이 유용합니다. 만약 높은 곳에서 떨어진 사고가 발생한 경우, 환자를 들것에 싣기 위해 '분리형 들것'을 사용할 수 있습니다. 다만, 떨어짐 사고는 골절 등 손상의 정도가 심할 수 있으므로 119에 신고하여 구급대가 전문적으로 환자를 고정하는 것이 환자의 예후에 도움됩니다.

그 외 관리자는 안전교육에 기본 응급처치법을 포함하여 배워둘 필요성이 있습니다.

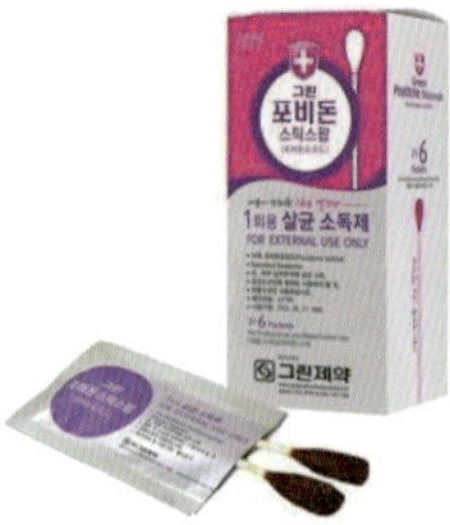


(1) 포비돈 스왑

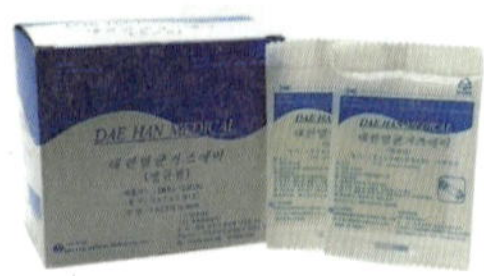


(2) 멸균거즈

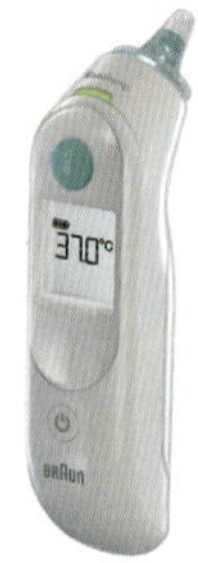


(3) 체온계

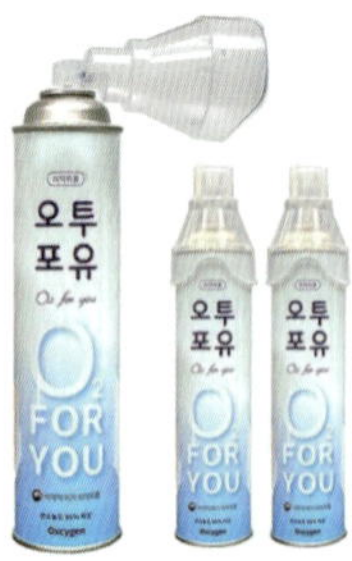


(4) 산소캔

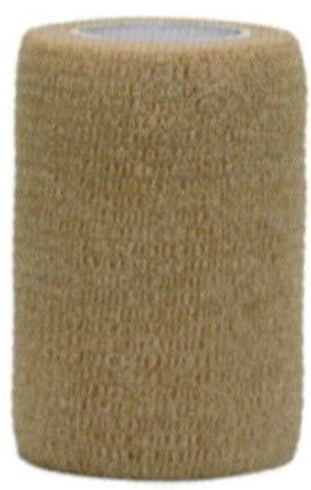

(5) 자가점착붕대

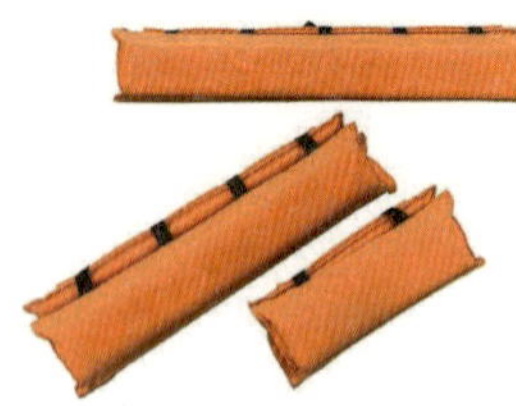

(6) 패드 부목

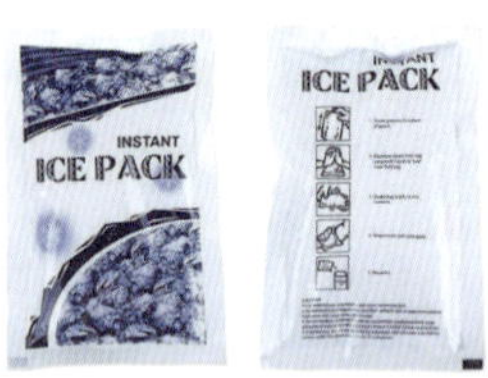


(7) 인스턴트 팩

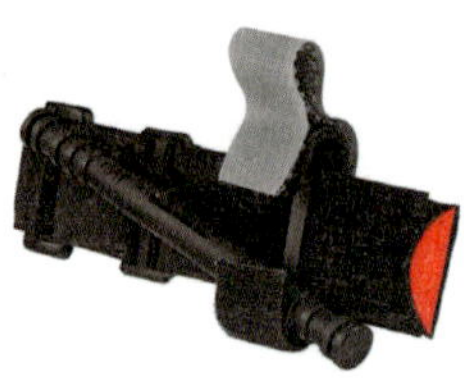

(8) 지혈대

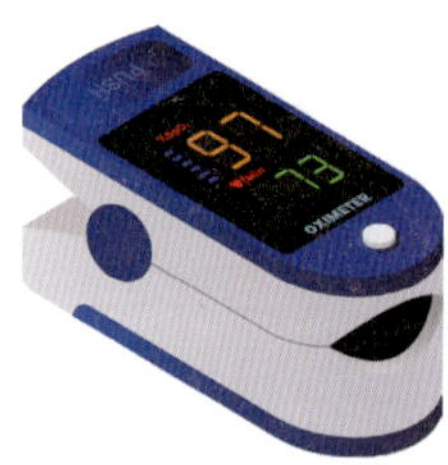


(9) 맥박식 산소포화도 측정기

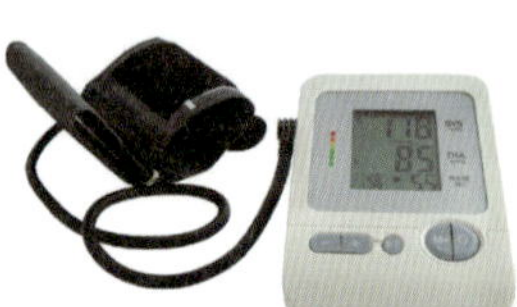

(10) 혈압계

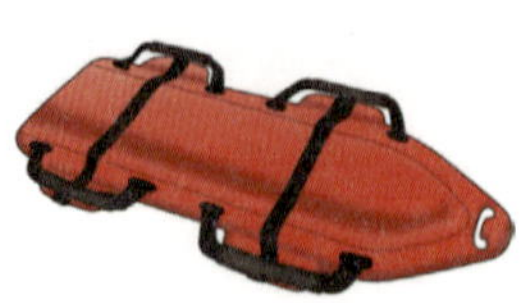

(11) 가변형 들것

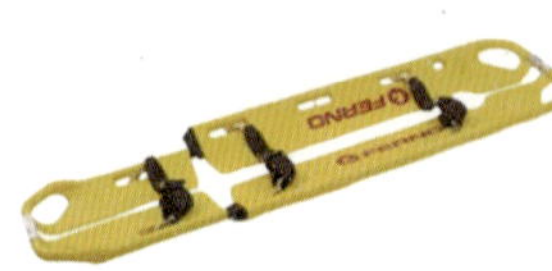


(12) 분리형 들것

5

# 좁은 현장에서 환자를 옮기기 편한 '가변형 들것'

## 휴대용 접이식 들것 말고 이런 것도 있어요!

산업현장에 비치된 대부분의 들것은 '휴대용 접이식 들것'이 가장 많습니다. 두께가 얇고 가벼우며 반으로 접혀서 상대적으로 공간을 적게 차지해서 비치해 놓는 경우가 많습니다. 들것의 가격도 저렴한 편이라 축구 등 운동경기 중에 환자를 이동할 때 많이 사용합니다. 길이 2 m, 너비 55 cm 정도 사이즈로 최소 55 cm 넓이와 구조하는 사람의 어깨너비 정도가 확보되어야 합니다.

산업현장에는 계단이나 장비, 구조물 사이로 환자를 옮겨야 할 상황이 많습니다. 좁은 공간에서 사람을 구조할 때 단단하고 견고한 들것보다는 유연하게 접히는 소재가 훨씬 도움이 됩니다. 반신형태의 사이즈이며, 들것을 말아서 이동 및 보관이 가능한 제품이 있습니다. 바로 '가변형 들것'입니다.

### 1 가변형 들것의 특징 및 사용법

(1) 길이 136 cm, 너비 44.5 cm의 사이즈, 3 kg의 무게를 갖고 있습니다.

(2) 좁은 공간에서 활용할 수 있게 너비를 더 좁힐 수 있으며, 159 kg의 최대하중을 견딥니다.

(3) 폼소재로 푹신한 편이며 외부에 신체를 고정하는 버클형 벨트가 두 개 있습니다.

(4) 총 4개의 손잡이를 통해 힘을 분산하여 들 수 있습니다.

(5) 머리와 상체 및 허벅지 뒷부분까지 받쳐지며, 다리는 아랫부분은 공중에 떠있습니다.

(6) 오염되더라도 물이나 손소독제 등으로 바로 닦을 수 있도록 표면이 코팅되어 있습니다.

(7) 떨어짐(추락) 환자에게는 확실한 고정을 할 수 없기 때문에 추천하지 않습니다.

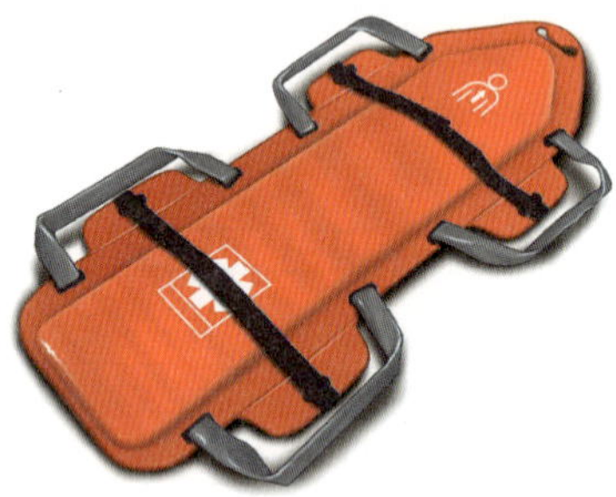

가변형 들것

# 6 비좁은 구역에서 사람 구조하기

## 맨홀처럼 비좁은 구역에서 어떻게 빠져나와야 할까요?

밀폐현장에서 질식으로 인한 사상자는 지난 10년간 300명을 넘었습니다. 질식의 우려가 있는 작업 현장은 너무나 많습니다(산업안전보건기준에 관한 규칙, 별표 18 밀폐공간). 소방뿐만 아니라 기업에서도 구조 방법에 관한 교육 및 훈련이 시행되고 있지만 실제 현장에는 다양한 변수가 존재하기에 구조를 위해 현장에 투입된 전문가가 사망하는 사례도 발생합니다. 따라서, 중대재해를 예방하는 방법으로 현실적인 고민을 많이 할 수밖에 없습니다.

### 1 비좁은 구역에서 구조해야 하는 상황

(1) 맨홀 작업 중 사고나 환자가 발생한 경우
(2) 케이블, 가스관이 부설된 피트층 등 내부 작업
(3) 보일러나 탱크 내부 작업
(4) 공기 중의 산소를 흡수하는 물질이 든 저장시설, 선창 내부
(5) 페인트가 건조되기 전의 창고나 지하실, 통풍 안 되는 공간
(6) 발효하는 물품이 들어있었던 탱크, 창고, 양조주 내부
(7) 분뇨, 폐수, 오수 등 부패된 물질이 있는 정화조, 집수조, 침전조
(8) 냉동컨테이너 내부
(9) 불활성 가스가 존재했던 시설의 내부
(10) 갈탄, 목탄, 연탄 등 콘크리트 양생장소 또는 가설로 된 건물 내부
(11) 화학물질이나 유해가스가 들었던 반응기, 집진기, 탱크 내부

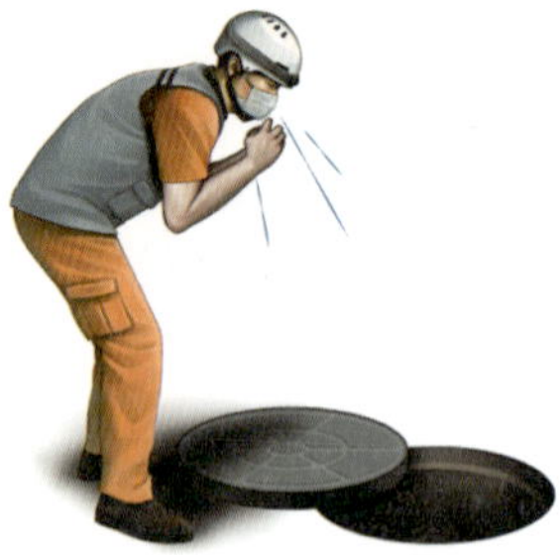

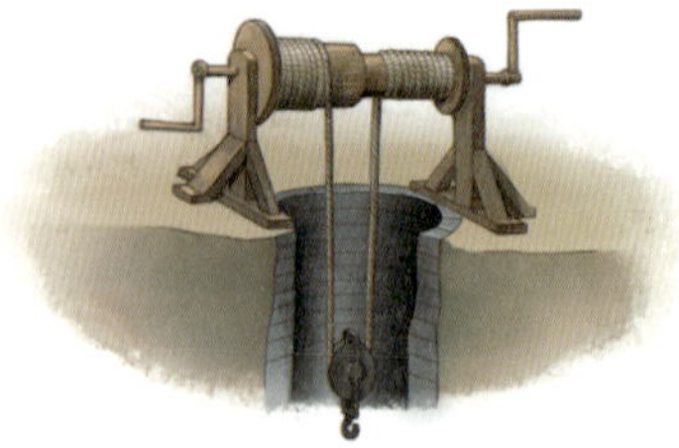

비좁은 작업현장

## 2 구조 시 주의사항

(1) 현장에서 산소측정: 농도값 18% 이상, 23.5% 미만
→ 산소가 너무 많아도 문제입니다.

(2) 황화수소 농도 10 ppm, 가연성 가스 농도 10% 미만이므로 측정할 수 있는 계측기가 필요합니다.

(3) 구조자는 공기호흡기나 송기마스크를 착용해야 합니다.

(4) 자체구조가 불가할 경우, 사고 즉시 119에 신고하여 도움을 요청합니다.

(5) 밀폐현장에서 쓰러졌을 때 떨어짐(추락)이 아니라면, '안전대'에 고리를 걸어 올리는 게 가장 빠를 수 있습니다. 들것 종류는 숙달되지 않으면 로프 고정하는데 시간이 많이 소요되고, 좁은 공간을 빠져나오지 못하는 등 변수가 많아집니다.

(6) 삼각대에 윈치를 걸 경우, 고정을 견고하게 해야 하고 전동윈치의 속도가 구조용으로 알맞아야 합니다.
→ 산업용은 속도가 너무 빠릅니다.

(7) 주변에 체인블록이 있다면, '양중'할 때 도움이 될 수도 있습니다.

7

# 병원으로 빨리 이송해야 하는 응급환자

## 응급환자의 법적 정의와 종류

### 1 응급환자란?

질병, 분만, 각종 사고 및 재해로 인한 부상이나 그 밖의 위급한 상태로 인해 즉시 필요한 응급처치를 받지 아니하면 생명을 보존할 수 없거나 심신에 중대한 위해가 발생할 가능성이 있는 환자 또는 이에 준하는 사람을 말합니다.

### 2 응급증상 및 이에 준하는 증상(응급의료에 관한 법률 시행규칙 별표 1)

(1) 응급증상

가. 신경학적 응급증상: 급성의식장애, 급성신경학적 이상, 구토 및 의식장애 등 증상이 있는 두부 손상

나. 심혈관계 응급증상: 심폐소생술이 필요한 증상, 급성호흡곤란, 심장질환으로 인한 급성 흉통, 심계항진, 박동이상 및 쇼크

다. 중독 및 대사장애: 심한 탈수, 약물 및 알코올 또는 기타 물질의 과다복용이나 중독, 급성대사장애(예: 간부전, 신부전, 당뇨 등)

라. 외과적 응급증상: 개복술을 요하는 급성복증(급성복막염, 장폐색증, 급성췌장염 등 중한 경우에 한함), 광범위한 화상(외부신체 표면적의 18% 이상), 관통상, 개방성/다발성 골절 또는 대퇴부 척추의 골절, 사지를 절단할 우려가 있는 혈관 손상, 전신마취하에 응급수술을 요하는 증상, 다발성 외상

마. 출혈: 계속되는 각혈, 지혈이 안되는 출혈, 급성 위장관 출혈
바. 안과적 응급증상: 화학물질에 의한 눈의 손상, 급성 시력 손실
사. 알레르기: 얼굴 부종을 동반한 알레르기 반응
아. 소아과적 응급증상: 소아경련성 장애
자. 정신과적 응급증상: 자신 또는 다른 사람을 해할 우려가 있는 정신장애

### (2) 응급증상에 준하는 증상

가. 신경학적 응급증상: 의식장애, 현훈
나. 심혈관계 응급증상: 호흡곤란, 과호흡
다. 외과적 응급증상: 화상, 급성복증을 포함한 배의 전반적인 이상증상, 골절 및 외상 또는 탈골이나 그 밖에 응급수술을 요하는 증상, 배뇨장애
라. 출혈: 혈관손상
마. 소아과적 응급증상: 소아 경련, 38도 이상인 소아 고열 → 공휴일, 야간 등 의료서비스가 제공되기 어려운 때에 8세 이하의 소아에게 나타나는 증상
바. 산부인과적 응급증상: 분만 또는 성폭력으로 인하여 산부인과적 검사 또는 처치가 필요한 증상

8

# 안전보건교육에 필요한 응급처치교육 노하우

## 안전보건교육의 종류

| 구분 | 교육 대상 | 교육 시간 | 교육 내용 |
|---|---|---|---|
| 정기안전<br>보건교육 | 사무직<br>판매업무종사자관리감독자 | 매분기 3시간이상<br>매분기 6시간이상<br>연간 16시간이상 | • 산업안전및 사고 예방에 관한 사항<br>• 건강증진 및 질병 예방에 관한 사항 등<br>• 작업공정의 유해위험과 재해예방대책 사항 등 |
| 채용 시 교육 | 일용근로자<br>일용근로자외 | 1시간 이상<br>8시간 이상 | • 산업안전및 사고 예방에 관한 사항<br>산업안전보건법령 및 산업재해보상보험 제도<br>• 기계, 기구의 위험성과 작업 순서 및 동선<br>• 작업 개시 전 점검에 관한 사항 등 |
| 작업내용<br>변경 시 교육 | 일용근로자<br>일용근로자외 | 1시간 이상<br>22시간 이상 | |
| 특별안전보건교육 | 일용근로자<br>일용근로자외 | 2시간 이상<br>8시간 이상<br>16시간 이상 | • 산업안전 및 사고 예방에 관한 사항 등<br>• 유해/위험, 작업별 개별교육 등에 관한 교육 |
| 직무교육 | 안전보건관리책임자<br>안전관리자 보건관리자<br>재해예방 전문지도기관<br>석면조사기관 종사자<br>안전보건관리담당자<br>안전검사기관<br>자율안전검사기관 | 신규/ 보수 6시간이상<br>신규 34/ 보수24시간<br>신규 34/ 보수24시간<br>신규 34/ 보수24시간<br>신규 34/ 보수24시간<br>보수 8시간 이상<br>신규 34/ 보수24시간<br>신규 34/ 보수24시간 | • 산업안전및 사고 예방에 관한 사항<br>• 건강증진 및 질병 예방에 관한 사항 등<br>• 작업공정의 유해위험과 재해예방대책 사항 등 |
| 건설업기초 | 건설 일용 근로자 | 4시간 | • 건설공사의 종류 및 시공절차, 재해유형별 위험 요인, 안전조치 관리, 안전보건관리체계 현황<br>• 산업안전보건관련 근로자의 권리, 의무 |

## 1 교육에 관한 사항

(1) 교육 종류에 적합한 내용으로 회사, 공정, 직무 등의 특성을 고려한 자료를 마련합니다.

(2) 교육일지양식을 따로 만들어서 교육의 내용과 참석자를 작성하고 관리감독자의 서명을 받습니다.

(3) 교육 미 이수자가 발생하면 사유를 적고 추가교육을 진행한 후 근로자와 관리자의 서명을 받습니다.

(4) 정기교육의 경우, 월별로 날짜를 정하고 규정화하며, 모두 모여서 교육합니다. → 집체교육

## 현장에 적용할 수 있는 실용적인 강의

## 1 효율적인 안전보건교육을 위한 강의 Tip

(1) 강의 전 교육대상자의 나이, 성별, 성향 등을 파악하는 게 좋습니다.

(2) 청중의 성향을 파악하기 위해서 가벼운 질문을 던지면 도움이 됩니다.
*ex. "강의 오래 기다리셨나요?", "어디에서 오셨어요?", "서로 알고 계신 분들인가요?" 등*

(3) 통계나 기준은 항상 최신 데이터를 사용하는 게 좋습니다.

(4) 어려운 용어를 쓴다고 강의를 잘하는 게 아니라 쉬운 언어를 사용할 줄 알아야 합니다.

(5) 이론뿐만 아니라 현장에 적용할 수 있는 내용이 포함될수록 좋습니다.

(6) 강의자료가 너무 오래되거나 촌스러운 경우 신뢰도가 떨어집니다.

(7) 강의자료에 오타가 있으면 신뢰도가 떨어집니다.

(8) 이름이 널리 알려진 전문강사들도 리허설에 많은 시간을 투자한답니다. 연습을 많이 해야 합니다.

(9) 강의를 할 때, 큰 틀을 먼저 정해놓고 키워드를 설정해두면, 내용이 벗어나는 것을 예방할 수 있습니다.

(10) 신뢰를 형성하고 싶다면, 통계나 수치를 근거해서 얘기하면 좋습니다.

(11) 교육생 중에 전문가가 많아진 시대입니다. 모르는 내용을 어설프게 답변하는 것보다 모른다고 솔직하게 말하는 게 낫습니다.

(12) 강의 중간마다 주요 내용을 한 번씩 요약해주면 청중의 기억에 오래 남을 수 있습니다. 단기 기억을 장기 기억으로 만들어 뇌에 저장하려면 내용을 반복하는 것이 효과적입니다.

(13) 강사 입장에선 교육생이 적극적으로 들어주어야 신이 나지만 교육생들에게 부담을 주지 않으면서 관심을 끄는 것은 전적으로 강사의 책임입니다.

## 2 교육생들이 선호하는 교육

(1) 실무에 직접 적용할 수 있는 내용이 포함되어 있는 교육이 만족도가 높습니다.

(2) 강의와 실습이 병행되어 경험화할 수 있는 교육이 만족도가 높은 편입니다.

(3) 직무교육과 전문화교육과정이 만족도가 높고 관리감독자교육은 참여율이 약간 낮은 편입니다.

→ 이론을 바탕으로 하는 강의식과 직접 체험하는 실습교육이 전문화교육에서 높은 편입니다.

(4) 공감대가 형성되거나 재미있는 교육이 만족도가 높습니다.

(5) 참여를 무리하게 유도하면 부담이 될 수 있으니, 간접참여가 가능한 교육이 좋습니다.

## 3 관리자가 직접 교육을 할 때, 알아두면 유익한 사항

(1) 사업장에서 교육을 받는 작업자의 환경(야간작업, 휴가자 등)을 고려해야 합니다.

(2) 근로자를 위한 맞춤형 콘텐츠가 되어야 합니다.

(3) 사내외 강사들의 이론과 실무지식을 파악하고 관례적인 강의식 교육방법은 만족도가 낮아지고 있습니다.

→ 비디오, 실제모형, 사례, 세미나 등 다양한 방식의 교육이 증가하는 추세입니다.

9

# 사고가 발생했을 때 대처법

## 사고는 한순간! 침착하게 하나하나 정리하기!

순식간에 일어나 버린 안전사고 현장에 모두가 당황할 수밖에 없습니다. 재해자는 다쳐서 아파하고 있거나 큰 사고의 경우, 목숨을 잃을 수 있습니다. 산업현장의 근로여건이 열악해서 혼자 일하다가 다치는 경우도 있긴 하지만 많은 경우에서 재해자를 발견하지 못하고 장비를 가동하거나 중장비로 부딪혀서 일어나는 재해가 많습니다.

가해자 입장이 되어버린 근로자는 혼란스러울 수밖에 없고, 침착하기 어렵습니다. 이때 누군가는 사고를 수습해야 하는데, 보통 관리자나 직급이 높은 사람에게 책임이 주어집니다.

### 1 사고 축소와 은폐로 '골든 타임'을 놓치다

사고가 발생하면, 서로 책임지지 않으려고 사고를 축소하거나 은폐하려고 합니다. 자기 방어기전이 있는 인간이라면 누구나 그럴 수 있습니다. 벌점제도가 있어서 사고의 유무가 회사의 향후 계약과 연관된다면, 사고를 숨기려는 경향이 더 클 수 있습니다.

다만, 순간의 결정이 사고자의 생명을 살릴 수 있는 소중한 시간을 날려버릴 수도 있다는 것을 알아야 합니다. 사망사고로 이어지면 더 큰 책임 여부를 따질 수 있기에 구급대원에게 어떻게 다쳤는지 알고 있는 정보를 주는 것이 중요합니다.

## 2 사고 발생 시 관리자가 해야 할 행동

(1) 관리자는 사고자가 빠르게 응급처치를 받을 수 있도록 최대한 도와야 합니다.

(2) 상황마다 다르겠으나 재해자가 어디가 어떻게 다쳤는지 바로 알기 어려울 수 있습니다. 윗선(상관)에게 보고하려고 전화기를 붙잡고 있는 것보다 상황을 파악하며 사고자와 같이 일한 동료 근로자들을 안정시키는 것이 우선입니다. 보고를 빠르게 한다고 이미 일어난 사고가 되돌려지지 않습니다.

## 3 사고 목격자가 해야 할 행동

(1) 장비가 멈추지 않았다면 비상정지버튼을 누르거나 전원을 끕니다.

(2) 감전사고라면 전기가 차단되었는지 확인합니다.

(3) 재해자가 의식이 있는지 확인한 후 바로 119 또는 사업장의 상황실에 신고합니다.

(4) 의식이 없다면 10초간 호흡확인 후 바로 '가슴압박'을 실시하고, 그 외 의식이 있는 경우에는 신고 후 상위보고체계에 사고내용을 전달합니다.

(5) 사내 비상대응 시나리오나 안전교육 시 신고절차에 맞춰서 행동합니다.

# 사업장 응급처치 시안

안전보건관리자, 근로자 교육용

## 사업장별 응급처치 시안 QR 코드

안전보건 전문가가 중대재해를 예방하기 위해 필요한 포스터와 안전교육 자료 서비스를 제공합니다. 작업현장에 비치하여 사고 발생 시 응급처치 등 행동 요령을 알 수 있습니다. 책에서 다루지 않은 전문적인 응급처치 방법 및 안전보건에 대한 정보가 계속 업데이트됩니다.

▶ QR 코드

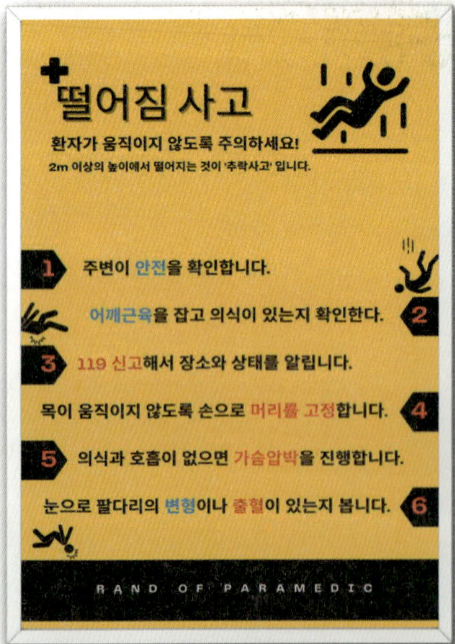


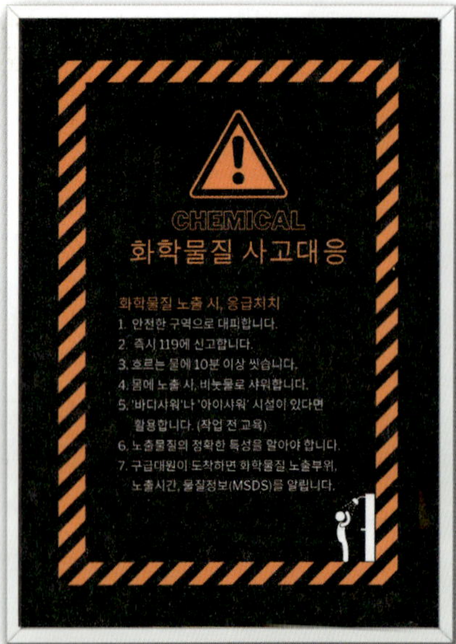
CHEMICAL
화학물질 사고대응
화학물질 노출 시, 응급처치
1. 안전한 구역으로 대피합니다.
2. 즉시 119에 신고합니다.
3. 흐르는 물에 10분 이상 씻습니다.
4. 몸에 노출 시, 비눗물로 샤워합니다.
5. '바디샤워'나 '아이샤워' 시설이 있다면
활용합니다. (작업 전 교육)
6. 노출물질의 정확한 특성을 알아야 합니다.
7. 구급대원이 도착하면 화학물질 노출부위,
노출시간, 물질정보(MSDS)를 알립니다.

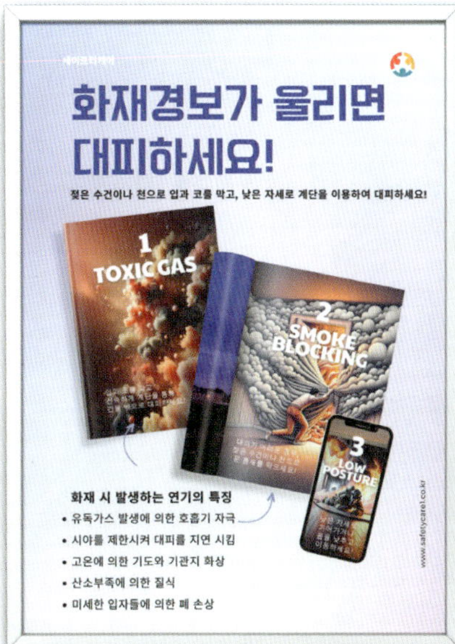
화재경보가 울리면
대피하세요!
젖은 수건이나 천으로 입과 코를 막고, 낮은 자세로 계단을 이용하여 대피하세요!
1
TOXIC GAS
2
SMOKE BLOCKING
3
LOW POSTURE
화재 시 발생하는 연기의 특징
• 유독가스 발생에 의한 호흡기 자극
• 시야를 제한시켜 대피를 지연 시킴
• 고온에 의한 기도와 기관지 화상
• 산소부족에 의한 질식
• 미세한 입자들에 의한 폐 손상
www.safetycare1.co.kr

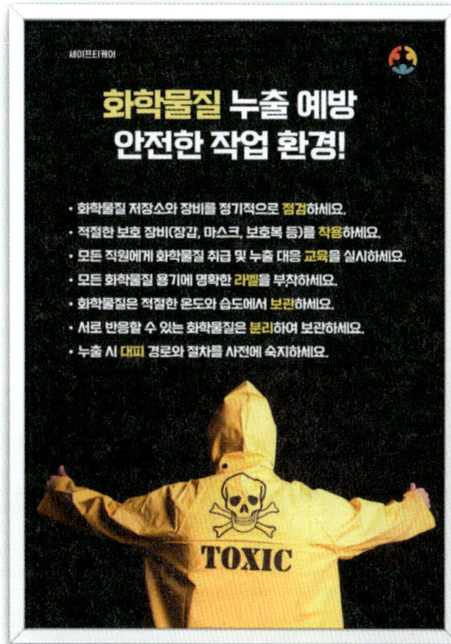
세이프티케어
화학물질 누출 예방
안전한 작업 환경!
• 화학물질 저장소와 장비를 정기적으로 점검하세요.
• 적절한 보호 장비(장갑, 마스크, 보호복 등)를 착용하세요.
• 모든 직원에게 화학물질 취급 및 누출 대응 교육을 실시하세요.
• 모든 화학물질 용기에 명확한 라벨을 부착하세요.
• 화학물질은 적절한 온도와 습도에서 보관하세요.
• 서로 반응할 수 있는 화학물질은 분리하여 보관하세요.
• 누출 시 대피 경로와 절차를 사전에 숙지하세요.
TOXIC

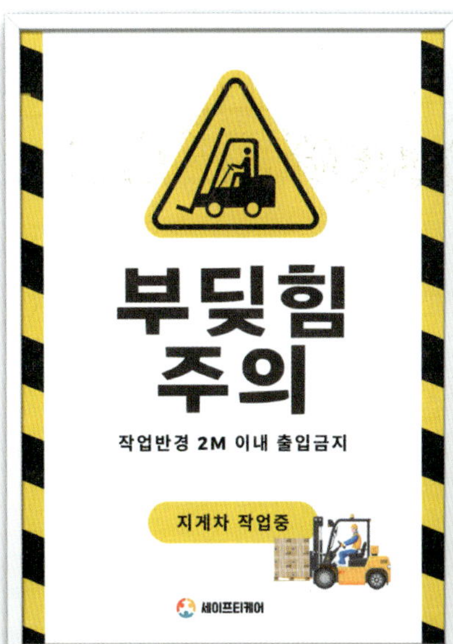
부딪힘
주의
작업반경 2M 이내 출입금지
지게차 작업중
세이프티케어

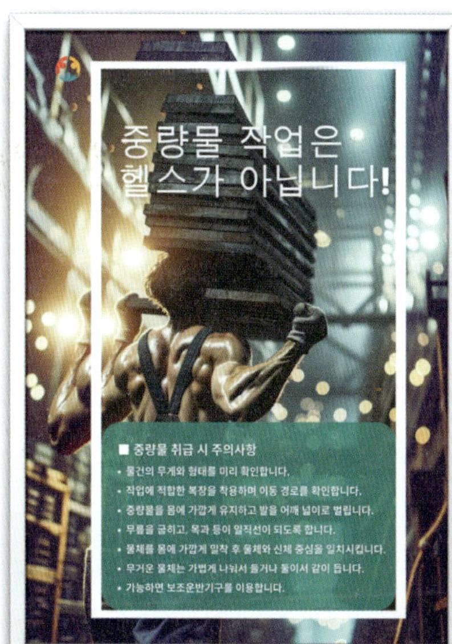
중량물 작업은
헬스가 아닙니다!
■ 중량물 취급 시 주의사항
• 물건의 무게와 형태를 미리 확인합니다.
• 작업에 적합한 복장을 착용하며 이동 경로를 확인합니다.
• 중량물을 몸에 가깝게 유지하고 발을 어깨 넓이로 벌립니다.
• 무릎을 굽히고, 목과 등이 일직선이 되도록 합니다.
• 물체를 몸에 가깝게 밀착 후 물체와 신체 중심을 일치시킵니다.
• 무거운 물체는 가볍게 나눠서 들거나 둘이서 같이 듭니다.
• 가능하면 보조운반기구를 이용합니다.

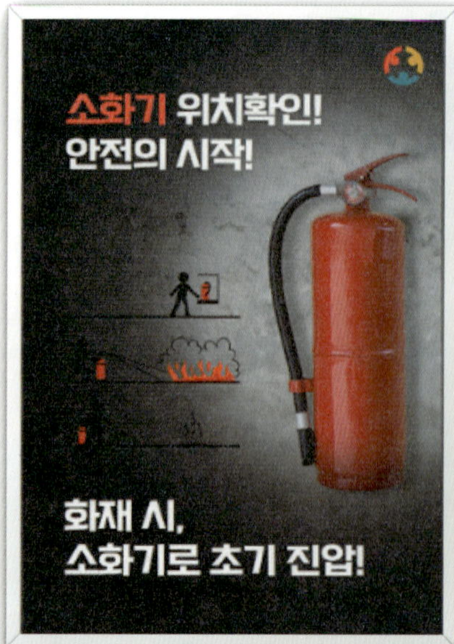
소화기 위치확인!
안전의 시작!
화재 시,
소화기로 초기 진압!

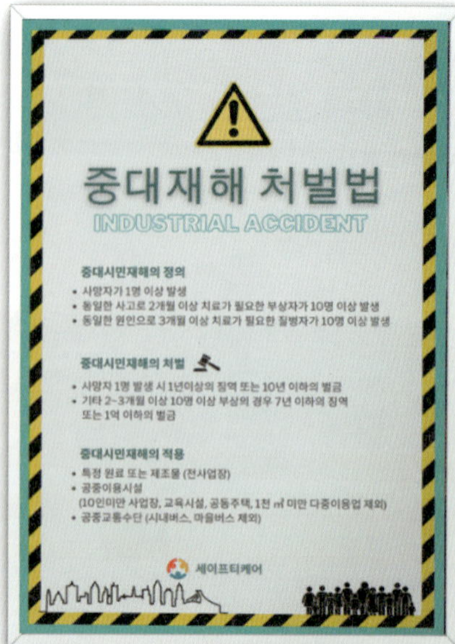
중대재해 처벌법
INDUSTRIAL ACCIDENT
중대시민재해의 정의
• 사망자가 1명 이상 발생
• 동일한 사고로 2개월 이상 치료가 필요한 부상자가 10명 이상 발생
• 동일한 원인으로 3개월 이상 치료가 필요한 질병자가 10명 이상 발생
중대시민재해의 처벌
• 사망자 1명 발생 시 1년이상의 징역 또는 10년 이하의 벌금
• 기타 2~3개월 이상 10명 이상 부상의 경우 7년 이하의 징역 또는 1억 이하의 벌금
중대시민재해의 적용
• 특정 원료 또는 제조물 (전사업장)
• 공중이용시설 (10인미만 사업장, 교육시설, 공동주택, 1천 ㎡ 미만 다중이용업 제외)
• 공중교통수단 (시내버스, 마을버스 제외)
세이프티케어

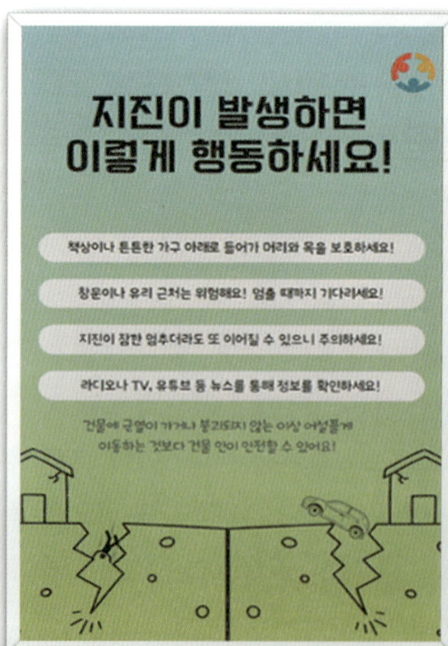
지진이 발생하면
이렇게 행동하세요!
책상이나 튼튼한 가구 아래로 들어가 머리와 목을 보호하세요!
창문이나 유리 근처는 위험해요! 멈출 때까지 기다리세요!
지진이 잠깐 멈추더라도 또 이어질 수 있으니 주의하세요!
라디오나 TV, 유튜브 등 뉴스를 통해 정보를 확인하세요!
건물에 균열이 가거나 붕괴되지 않는 이상 어설불게
이동하는 것보다 건물 안이 안전할 수 있어요!

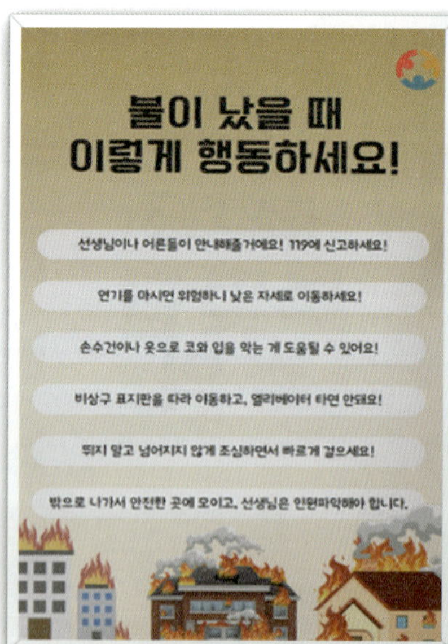
불이 났을 때
이렇게 행동하세요!
선생님이나 어른들이 안내해줄거예요! 119에 신고하세요!
연기를 마시면 위험하니 낮은 자세로 이동하세요!
손수건이나 옷으로 코와 입을 막는 게 도움될 수 있어요!
비상구 표지판을 따라 이동하고, 엘리베이터 타면 안돼요!
뛰지 말고 넘어지지 않게 조심하면서 빠르게 걸으세요!
밖으로 나가서 안전한 곳에 모이고, 선생님은 인원파악해야 합니다.